IL MANUALE DELLA DIETA CHETOGENICA

+ DI 110 RICETTE PER TUTTI I GUSTI PER DELIZIARVI MANTENENDOVI IN FORMA CON LA DIETA CHETOGENICA

SOMMARIO

TORTE CHETOGENICHE FACILI E VELOCI.

Conclusioni.

Capitolo 1 - Introduzione alle basi della dieta chetogenica.

La dieta chetogenica, spesso abbreviata come dieta keto, ha guadagnato notevole popolarità negli ultimi anni per i suoi presunti benefici sulla perdita di peso e sulla salute generale. Questo regime alimentare si basa su principi che spingono il corpo a entrare in uno stato metabolico chiamato chetosi, in cui il corpo produce chetoni a partire dai grassi come fonte principale di energia. In questo capitolo, esploreremo le fondamenta della dieta chetogenica, comprese le sue origini, i principi chiave e i potenziali vantaggi.

Le origini della dieta chetogenica.

La dieta chetogenica non è una novità dell'era moderna; è stata originariamente sviluppata negli anni '20 come trattamento per l'epilessia refrattaria. I medici scoprirono che la restrizione di carboidrati e l'incremento di grassi nella dieta portavano a una riduzione delle crisi epilettiche. Con l'avvento di farmaci antiepilettici più avanzati, l'interesse per la dieta chetogenica diminuì, ma ha sperimentato una rinascita negli ultimi decenni grazie alle sue potenziali applicazioni nella gestione del peso e nella salute metabolica.

Principi fondamentali della dieta chetogenica.

La dieta chetogenica si basa su un equilibrio specifico di nutrienti che si differenzia significativamente dalle diete tradizionali. La sua struttura nutrizionale solitamente prevede un'alta percentuale di grassi, moderata di proteine e bassa di carboidrati. L'obiettivo è ridurre l'apporto di carboidrati a tal punto che il corpo entri in uno stato di chetosi, dove il fegato inizia a produrre chetoni come fonte di energia alternativa ai carboidrati.

Come funziona la chetosi.

Quando il corpo è in chetosi, le riserve di glicogeno si esauriscono e il corpo comincia a scindere i vari grassi che aveva immagazzinato in molecole chiamate chetoni. Questi chetoni diventano quindi una fonte di combustibile efficiente per il cervello e il corpo. Questo determinato procedimento di utilizzo dei grassi come principale fonte di energia, può contribuire a un peso corporeo minore, in quanto il grasso eccedente viene direttamente bruciato dall'organismo proprio per soddisfare le sue esigenze energetiche.

Benefici potenziali di una dieta cheto.

Tra i potenziali benefici di una dieta chetogenica non abbiamo solo il perder peso, infatti diversi studi indicano miglioramenti nella sensibilità insulinica, maggiore stabilità del grado di zuccheri nel sangue e una diminuzione dell'infiammazione. Alcuni sostengono che una dieta chetogenica possa avere un impatto positivo sulla salute cardiaca, sebbene la ricerca in questo campo sia ancora in corso.

Considerazioni pratiche e possibili rischi.

Nonostante i numerosi vantaggi che è in grado di offrire la dieta chetogenica, è importante sottolineare che non è adatta a tutti. Alcune persone, in particolare nella prima fase di adattamento a questa nuova dieta, possono sperimentare effetti collaterali come la "cheto-flu", una serie di sintomi simili all'influenza. Inoltre, la dieta chetogenica richiede un monitoraggio attento dell'apporto nutrizionale per evitare carenze vitaminiche e minerali.

In conclusione, la dieta chetogenica è un approccio nutrizionale che ha suscitato interesse per le sue potenziali ricadute sulla salute e la gestione del peso. Tuttavia, è fondamentale consultare un professionista della salute prima di intraprendere qualsiasi cambiamento significativo nella dieta, in particolare una dieta così specifica come quella chetogenica. Nei capitoli successivi, esploreremo più approfonditamente gli aspetti pratici, i cibi consentiti e i consigli per massimizzare i benefici della dieta chetogenica.

Capitolo 2 - Che cos'è la chetosi?

La chetosi è condizione del nostro corpo umano durante la quale esso produce e utilizza una quantità aumentata di chetoni come fonte di energia primaria. Questo processo si verifica quando l'apporto di glucidi (carboidrati) è notevolmente ridotto, spingendo il corpo a trasformare i grassi in chetoni attraverso un processo chiamato chetogenesi. Per comprendere la chetosi, è importante avere una visione approfondita del normale metabolismo energetico. In condizioni normali, il corpo ottiene la maggior parte della sua energia dai carboidrati, che vengono convertiti in glucosio. Il glucosio è quindi utilizzato come carburante per le cellule del corpo, in particolare per il cervello. Quando si riduce drasticamente l'apporto di carboidrati, come avviene nella dieta chetogenica, il corpo deve trovare un'alternativa per soddisfare le sue esigenze energetiche. Inizialmente, si verifica una diminuzione dei livelli di glucosio nel sangue, che porta il corpo a cercare altre fonti di energia.

In questo contesto, i grassi immagazzinati diventano la principale fonte di combustibile. Le cellule del corpo iniziano a scomporre i trigliceridi presenti nei tessuti adiposi in acidi grassi e glicerolo. Gli acidi grassi vengono quindi trasportati al fegato, dove subiscono il processo di beta-ossidazione per produrre molecole chiamate chetoni.

I chetoni, o corpi chetonici, sono composti organici che possono essere utilizzati come alternative al glucosio per alimentare il corpo. Essi includono acetone, acetoacetato e beta-idrossibutirrato. Una volta prodotti, i chetoni vengono rilasciati nel flusso sanguigno e distribuiti alle cellule per essere utilizzati come fonte di energia.

Uno degli aspetti distintivi della chetosi è la capacità del cervello di adattarsi all'utilizzo dei chetoni come combustibile. Mentre il cervello preferisce normalmente il glucosio, in condizioni di chetosi può effettivamente utilizzare i chetoni in modo efficiente. Questo processo è particolarmente evidente nelle prime fasi della dieta chetogenica, quando il corpo si adatta a questa nuova fonte di energia.

La chetosi può essere misurata attraverso test di laboratorio che valutano i livelli di chetoni nel sangue, nell'urina o nel respiro. I livelli di chetoni nel sangue e nell'urina sono spesso monitorati da coloro che seguono una dieta chetogenica per assicurarsi di essere in uno stato di chetosi ottimale.

Sebbene la chetosi sia un processo naturale e possa offrire benefici, è importante sottolineare che può anche comportare alcuni effetti collaterali, come alitosi, stanchezza iniziale e disturbi digestivi. Inoltre, la chetosi prolungata o non controllata potrebbe essere associata a problemi di salute, quindi è consigliabile praticare la dieta chetogenica in modo responsabile e sotto la supervisione di professionisti della salute.

In conclusione, la chetosi è uno stato metabolico complesso in cui il corpo si adatta a utilizzare i chetoni come fonte principale di energia quando l'apporto di carboidrati è limitato. Questo processo è alla base della dieta chetogenica e ha suscitato interesse per i suoi potenziali benefici nella gestione del peso, nella salute metabolica e oltre. Tuttavia, è fondamentale praticare la chetosi in modo consapevole e, se necessario, sotto la guida di esperti della salute.

Capitolo 3 - Vivere i benefici della dieta chetogenica e imparare a gestire i rischi.

Vivere i benefici della dieta chetogenica può essere un percorso gratificante, ma è essenziale comprendere sia i vantaggi che i potenziali rischi associati a questo approccio alimentare. La dieta chetogenica, spesso abbreviata come dieta keto, si basa sulla riduzione significativa dell'apporto di carboidrati e sull'induzione dello stato metabolico chiamato chetosi. Esploriamo i benefici e i rischi di questa dieta per consentire una comprensione più approfondita.

Benefici della dieta chetogenica:

1. Perdita di peso.

Rinomata per la sua efficacia nella perdita di peso, la dieta chetogenica funziona riducendo drasticamente l'assunzione di carboidrati. In questa maniera l'organismo per avere energia va ad agire direttamente sui grassi, bruciandoli. Questo processo può portare a una riduzione del grasso corporeo, soprattutto nelle prime fasi della dieta.

2. Controllo glicemico.

Nella lotta al diabete di tipo 2, sicuramente la dieta chetogenica può apportare vantaggi significativi, in quanto riesce a ridurre il livello dello zucchero nel sangue, proprio in quanto si va a tagliare dalla tavola sui carboidrati. In questa maniera otterremo sicuramente un miglioramento al controllo glicemico.

3. Miglioramenti cognitivi.

Alcuni studi suggeriscono che la chetosi sia in grado di portare miglioramenti cognitivi, benefici sul cervello migliorando la concentrazione e la chiarezza mentale. Tuttavia, sono necessarie ulteriori ricerche per confermare la presenza di questi benefici anche in un periodo di tempo più lungo e costante.

4. Riduzione dell'infiammazione.

Diversi studi ritengono che una dieta chetogenica contribuisca a disinfiammare l'organismo. Questa peculiarità potrebbe rivelarsi senz'altro utilissima in caso di persone affette da patologie infiammatorie croniche.

5. Miglioramenti del profilo lipidico.

Alcuni studi indicano che la dieta chetogenica può influenzare positivamente la concentrazione lipidica, favorendo un aumento dell' HDL (il colesterolo buono per intenderci) e riducendo i trigliceridi.

6. Sensazione di sazietà.

Grazie all'aumento dell'assunzione di grassi e proteine, molte persone sperimentano una maggiore sensazione di sazietà con la dieta chetogenica. Ciò potrebbe contribuire a ridurre gli spuntini e il consumo eccessivo di cibo.

Rischi e Considerazioni:

1. Effetti collaterali iniziali.

L'inizio della dieta chetogenica può causare effetti collaterali noti come "cheto-influenza", che include stanchezza, mal di testa e nausea. Questi sintomi tendono a diminuire man mano che il corpo si adatta alla chetosi.

2. Carenze nutrizionali.

Limitando diversi gruppi di alimenti, la dieta keto potrebbe portare a carenze di alcune vitamine e minerali. È fondamentale pianificare attentamente l'alimentazione per garantire un adeguato apporto nutrizionale.

3. Stato di chetosi prolungato.

Se mantenuta per lunghi periodi, la chetosi potrebbe comportare rischi come la chetosi cronica, che può influenzare negativamente la salute renale e ossea. La supervisione medica è consigliata per periodi prolungati di dieta chetogenica.

4. Impatto sulla salute cardiovascolare.

Alcuni studi sollevano preoccupazioni riguardo agli effetti a lungo termine della dieta chetogenica sulla salute cardiovascolare, in particolare per quanto riguarda il consumo elevato di grassi saturi.

5. Complicazioni per gravidanza e allattamento.

La dieta chetogenica potrebbe non essere adatta per donne in gravidanza o in fase di allattamento, poiché potrebbe influire negativamente sullo sviluppo del feto o sulla produzione di latte materno.

Conclusioni:

Vivere i benefici della dieta chetogenica richiede una comprensione equilibrata dei suoi aspetti positivi e delle potenziali sfide. La perdita di peso, il controllo glicemico e miglioramenti cognitivi sono alcuni dei vantaggi, ma è essenziale gestire attentamente gli aspetti nutrizionali e monitorare la salute a lungo termine.
Sicuramente una dieta chetogenica non può essere indicata a tutti indistintamente, e la consultazione con professionisti della salute è consigliata prima di intraprendere questo percorso. Con la giusta attenzione e la supervisione adeguata, è possibile sperimentare tuttavia i suoi benefici in modo sicuro e sostenibile.

Capitolo 4 - Consigli pratici per superare gli ostacoli di una dieta chetogenica.

Superare gli ostacoli di una dieta chetogenica può essere una sfida, ma con una pianificazione oculata e un approccio consapevole, è possibile rendere questa transizione più agevole. La dieta chetogenica, caratterizzata da un'abbondanza di grassi e una drastica riduzione dei carboidrati, può comportare vari ostacoli, tra cui l'adattamento iniziale, la gestione degli effetti collaterali e la necessità di mantenere uno stile di vita sostenibile. Ecco alcuni consigli pratici per affrontare tali sfide:

1. Gradualità nell'adattamento.

Iniziare gradualmente la transizione verso la dieta chetogenica può aiutare il corpo a adattarsi in modo più fluido alla nuova fonte di energia. Ridurre progressivamente l'apporto di carboidrati anziché passare improvvisamente a una dieta chetogenica può ridurre l'impatto degli effetti collaterali iniziali.

2. Monitorare i livelli di chetoni.

L'uso di strisce reattive o monitori di chetoni può fornire una visione chiara del proprio stato di chetosi. Questo monitoraggio aiuta a regolare la dieta e ad apportare eventuali correzioni se necessario, assicurando che il corpo rimanga nella zona di chetosi desiderata.

3. Idratazione adeguata.

La dieta chetogenica può causare una perdita di liquidi e minerali, quindi è fondamentale mantenere un adeguato livello di idratazione. Integrare con elettroliti, come sodio, potassio e magnesio, può prevenire l'insorgenza di effetti collaterali come la cheto-influenza.

4. Fonti nutrizionali bilanciate.

Per evitare carenze nutrizionali, pianificare pasti bilanciati è cruciale. Includere una varietà di alimenti ricchi di nutrienti, come verdure a foglia verde, carne magra, pesce e grassi sani, garantisce un apporto equilibrato di vitamine e minerali.

5. Gestire la cheto-influenza.

L'adattamento iniziale alla chetosi può causare sintomi come stanchezza e mal di testa. Aumentare l'assunzione di liquidi, riposare a sufficienza e incrementare gradualmente l'attività fisica aiuta a gestire questi sintomi temporanei.

6. Scegliere alimenti sostenibili.

La preferenza di alimenti sostenibili e di alta qualità è essenziale per una dieta chetogenica a lungo termine. Preferire carne proveniente da fonti etiche, grassi sani come avocado e noci, e prodotti lattiero-caseari di alta qualità contribuirà a mantenere un regime alimentare sostenibile.

7. Preparazione e pianificazione delle portate.

Pianificare i pasti in anticipo e preparare porzioni adeguatamente bilanciate può semplificare la vita quotidiana. Ciò riduce la tentazione di deviare dalla dieta a causa della mancanza di opzioni pratiche.

8. Ascoltare il proprio corpo.

Ogni individuo reagisce in modo diverso alla dieta chetogenica. Ascoltare attentamente il proprio corpo e apportare modifiche in base alle proprie esigenze e sensazioni è fondamentale. Se qualcosa non sembra funzionare, è consigliabile apportare adattamenti.

9. Chiedere consiglio a un esperto della salute.

Quando si parla di dieta chiedere consiglio a un reale professionista, evitando il fai da te, è particolarmente importante per individuare eventuali condizioni di salute preesistenti o per ricevere consigli personalizzati sulla dieta chetogenica.

10. Varietà e creatività culinaria.

Mantenere la varietà nella dieta può rendere il percorso chetogenico più interessante e sostenibile. Sperimentare con ricette creative e scoprire nuovi alimenti chetogenici può contribuire a mantenere alto l'interesse nella dieta.

11. Fitness adattato alla chetosi.

Adattare l'allenamento fisico alla chetosi è essenziale. Molti individui sperimentano benefici nell'esercizio a intensità moderata durante la dieta chetogenica. Monitorare come il corpo risponde all'attività fisica e apportare regolazioni di conseguenza.

12. Consapevolezza delle porzioni.

Anche se la dieta chetogenica può favorire la sensazione di sazietà, è importante mantenere una consapevolezza delle porzioni. Consumare cibi chetogenici in eccesso può comunque influire sul bilancio calorico complessivo.

Conclusione:

Superare gli ostacoli di una dieta chetogenica richiede una combinazione di pianificazione, attenzione e adattamento. Con un approccio equilibrato e consapevole, è possibile godere dei benefici della chetosi mentre si gestiscono le sfide in modo efficace. Prima di intraprendere qualsiasi cambiamento nella dieta, consultare un professionista della salute può fornire consigli personalizzati e garantire una transizione sicura e sostenibile verso una dieta di tipo chetogenico.

Capitolo 5 - Come mantenere la chetosi a lungo e farne uno stile di vita.

Mantenere la chetosi a lungo termine e farne uno stile di vita richiede un approccio oculato, una comprensione approfondita e una costante attenzione alle esigenze del corpo. Tantissime persone hanno adottato una dieta chetogenica (quindi con una significativa riduzione di carboidrati, proteine moderate e alta percentuale di grassi buoni) in quanto aiuta nel controllo glicemico, nella riduzione e nel mantenimento del peso, nonché come ingrediente di vita sostenibile. Esploriamo le strategie pratiche e i principi chiave per mantenere la chetosi a lungo termine.

1. Pianificazione e variazione alimentare.

La pianificazione accurata dei pasti è cruciale per mantenere la chetosi a lungo termine. Creare un piano alimentare sostenibile e vario che includa una gamma di alimenti chetogenici contribuirà a garantire un adeguato apporto di nutrienti. Variazione nella dieta non solo rende più facile seguire la chetosi, ma assicura anche una vasta gamma di nutrienti essenziali.

2. Monitoraggio costante dei livelli di chetoni.

L'uso di strisce reattive o monitori di chetoni è utile per verificare regolarmente il proprio stato di chetosi. Questo monitoraggio costante consente di apportare tempestivamente eventuali correzioni nella dieta e di mantenere un equilibrio tra i nutrienti necessari per sostenere la chetosi.

3. Adattamento graduale all'esercizio.

L'attività fisica è un elemento chiave per mantenere la chetosi. L'adattamento graduale all'esercizio può aiutare il corpo a utilizzare efficacemente i chetoni come fonte di energia durante le sessioni di allenamento. Molti individui trovano beneficio in attività aerobiche a intensità moderata, ma l'approccio può variare in base alle preferenze personali.

4. Consumo adeguato di liquidi ed elettroliti.

La dieta chetogenica può comportare una maggiore escrezione di liquidi e minerali, rendendo essenziale mantenere un'adeguata idratazione. Integrare con elettroliti come sodio, potassio e magnesio aiuta a prevenire eventuali squilibri elettrolitici, specialmente nei primi stadi della chetosi.

5. Bilancio adeguato di proteine.

Controllare l'apporto proteico è importante. Mentre una moderata quantità di proteine è necessaria per il mantenimento della massa muscolare, un eccesso di proteine può essere convertito in glucosio, interferendo con la chetosi. Pianificare il consumo di proteine in modo bilanciato è fondamentale.

6. Sostenibilità nella vita quotidiana.

Integrare la chetosi nella vita quotidiana richiede strategie pratiche. La preparazione anticipata dei pasti, la scelta di ristoranti chetogenici e l'essere preparati con spuntini chetogenici possono semplificare la gestione della dieta in situazioni sociali e professionali.

7. Supporto sociale e professionale.

Il supporto sociale è cruciale. Condividere gli obiettivi con amici, familiari o comunità online può fornire un sostegno prezioso. Inoltre, consultare professionisti della salute o nutrizionisti esperti nella dieta chetogenica può offrire una guida personalizzata.

8. Cicli controllati e periodi di pausa.

Alcune persone optano per cicli controllati di chetosi, alternando periodi di dieta chetogenica con fasi di apporto moderato di carboidrati. Questo approccio può essere sostenibile a lungo termine e permettere di godere occasionalmente di alimenti al di fuori della dieta chetogenica.

9. Ascoltare il proprio corpo.

L'ascolto attento delle risposte del corpo è fondamentale. Ogni individuo può reagire in modo diverso alla chetosi, quindi è essenziale adattare la dieta alle proprie esigenze e risposte fisiologiche.

10. Educazione continua e aggiornamenti.

La ricerca sulla dieta chetogenica è in costante evoluzione. Mantenersi informati sulle nuove scoperte scientifiche, partecipare a comunità online e continuare a educarsi sulla chetosi contribuirà a ottimizzare la pratica a lungo termine.

11. Monitorare la salute metabolica.

Regolari controlli medici e monitoraggio della salute metabolica sono cruciali. Ciò include esami del sangue per valutare i livelli lipidici, glicemici e altri indicatori di salute. Consultare regolarmente un professionista della salute contribuirà a mantenere uno stile di vita chetogenico in armonia con le esigenze individuali.

12. Mentalità flessibile e adattabile.

Una mentalità flessibile è chiave. Essere aperti all'adattamento della dieta in risposta alle esigenze e alle circostanze personali, senza sentirsi vincolati a rigide restrizioni, contribuirà a mantenere la chetosi come uno stile di vita sostenibile.

Conclusioni:

Mantenere la chetosi a lungo termine richiede una combinazione di pianificazione strategica, consapevolezza del corpo e adattabilità. Integrare la chetosi nella vita quotidiana non dovrebbe essere una sfida eccessiva, ma piuttosto un processo graduale di adattamento, mirando a una vita soddisfacente, sostenibile e appagante.

Capitolo 6 - La spesa chetogenica.

La spesa chetogenica, ovvero l'atto di acquistare alimenti in linea con i principi della dieta chetogenica, richiede una pianificazione oculata e una selezione accurata degli ingredienti. La dieta chetogenica, caratterizzata da un'alta percentuale di grassi, una moderata quantità di proteine e una notevole riduzione dei carboidrati, pone l'accento sulla scelta di alimenti che inducano e sostengano lo stato di chetosi nel corpo. Esploriamo come effettuare una spesa chetogenica efficace, bilanciata e sostenibile.

1. Sezione di proteine di alta qualità.

Priorità a carne magra, pesce, uova e latticini.
Scegli carne proveniente da fonti sostenibili e preferisci pesci ricchi di omega-3.

2. Ampia varietà di verdure a basso contenuto di carboidrati.

Opta per verdure a foglia verde, broccoli, cavolfiore, zucchine e avocado.
Sperimenta con una vasta gamma di colori per garantire una varietà di nutrienti.

3. Grassi sani e oli.

Includi oli come olio d'oliva extravergine, olio di cocco e burro.
Aggiungi grassi sani da avocado, noci e semi.

4. Prodotti lattiero-caseari di alta qualità.

Preferisci formaggi stagionati e latticini interi.
Evita prodotti lattiero-caseari con aggiunta di zuccheri.

5. Frutta a basso contenuto di carboidrati.

Opta per frutti di bosco come fragole, mirtilli e lamponi.
Limita il consumo di frutta più ricca di zuccheri.

6. Frutta a guscio e semi.

Include noci come mandorle, noci e semi di chia.
Sono ricchi di grassi sani e fibre.

7. Dolcificanti naturali a basso contenuto di carboidrati.

Usa dolcificanti come eritritolo, stevia o monk fruit.
Evita dolcificanti con carboidrati aggiunti o effetti sull'insulina.

8. Alimenti a basso contenuto di carboidrati e ricchi di fibre.

Scegli alimenti come farina di cocco e semi di lino.
Forniscono fibra senza aumentare significativamente l'apporto di carboidrati netti.

9. Prodotti senza carboidrati altamente processati.

Limita l'uso di prodotti industriali chetogenici.
Includi solo se necessario e controlla attentamente gli ingredienti.

10. Bevande chetogeniche.

Prediligi acqua, tè e caffè senza zucchero.
L'acqua è essenziale per mantenere l'idratazione, mentre il caffè e il tè possono offrire benefici antiossidanti.

11. Evitare cibi ad alto contenuto di carboidrati.

Elimina cereali, pane, pasta, riso, patate e zuccheri aggiunti.
Scegli alternative a basso contenuto di carboidrati come la pasta di zucchine o il riso di cavolfiore.

12. Leggere le etichette con attenzione.

Verifica attentamente le etichette nutrizionali per evitare carboidrati nascosti.
Presta particolare attenzione a prodotti processati e confezionati.

13. Pianificazione settimanale delle porzioni.

Pianifica i pasti in anticipo per evitare sprechi e assicurarti di avere cibi chetogenici a portata di mano.
Controlla le porzioni per mantenere l'equilibrio calorico desiderato.

14. Esplorare il reparto di prodotti freschi.

Sfrutta il reparto di prodotti freschi per ottenere ingredienti di stagione.
Gli alimenti freschi offrono una varietà di nutrienti essenziali.

15. Cibi convenzionali adattati alla chetosi.

Modifica le ricette tradizionali per renderle adatte alla chetosi.
Utilizza alternative ai carboidrati come la farina di mandorle o di cocco.

16. Mantenere un budget e una lista della spesa.

Stabilisci un budget per evitare eccessi.
Crea una lista della spesa basata su un piano alimentare chetogenico.

17. Esplorare i mercati agricoli locali.

I mercati agricoli offrono spesso prodotti freschi e locali.
Supportare i produttori locali può fornire accesso a ingredienti di alta
qualità.

18. Adattarsi a esigenze dietetiche specifiche.

Modifica la spesa in base a esigenze specifiche come vegetarianismo o
intolleranze alimentari.
Assicurati di ottenere una gamma completa di nutrienti nonostante le
restrizioni dietetiche.

Conclusioni:

La spesa chetogenica richiede una consapevole selezione degli alimenti per
garantire che ogni boccone contribuisca al mantenimento della chetosi. La
diversità degli alimenti chetogenici e una pianificazione oculata rendono
possibile adottare e sostenere uno stile di vita chetogenico senza
compromettere la varietà e il piacere nella cucina quotidiana.

Capitolo 7 - Guida alla preparazione dei pasti per una dieta chetogenica.

La chiave nella preparazione dei pasti nella dieta chetogenica si concentra su strategie pratiche e passaggi chiave per semplificare il processo di pianificazione e cucina, rendendo più accessibile e sostenibile la gestione della chetosi. Ecco una guida più dettagliata:

1. Pianificazione settimanale.

Anticipa i pasti della settimana, garantendo una distribuzione equilibrata di grassi, proteine e carboidrati a basso indice glicemico.

2. Lista della spesa chetogenica.

Costruisci una lista della spesa basata sul piano settimanale, includendo alimenti come carni magre, pesce, verdure a basso contenuto di carboidrati e grassi sani.

3. Bulk cooking.

Cucina in grandi quantità per avere pasti pronti durante la settimana, suddividendoli in porzioni e congelando se necessario.

4. Pianificazione dei pasti e spuntini.

Organizza pasti principali e spuntini, evitando alimenti ad alto contenuto di carboidrati e optando per opzioni chetogeniche come noci o verdure con salse a base di grassi.

5. Sperimentazione con ricette creative.

Esplora ricette creative a basso contenuto di carboidrati per soddisfare i desideri alimentari e mantenere la varietà nella dieta.

6. Organizzazione degli alimenti nella dispensa e nel frigorifero.

Mantieni dispensa e frigorifero organizzati per facilitare l'accesso agli ingredienti chetogenici e ridurre la tentazione di cibi non compatibili.

7. Cucina rapida e facile.

Scegli ricette con tempi di preparazione brevi, semplificando i pasti senza compromettere il gusto e la qualità.

8. Utilizzo di condimenti e salse chetogeniche.

Aggiungi sapore con condimenti e salse a basso contenuto di carboidrati, evitando zuccheri e carboidrati nascosti.

9. Monitorare le porzioni e l'equilibrio nutrizionale.

Controlla le dimensioni delle porzioni per mantenere un equilibrio calorico e assicurarti di ottenere una varietà di nutrienti.

10. Mantenere un diario alimentare.

Tieni un diario alimentare per monitorare l'apporto nutrizionale, identificando carenze o eccessi nella dieta.

11. Integrare pasti fuori casa.

Pianifica pasti fuori casa in modo strategico, scegliendo ristoranti con opzioni chetogeniche o adattando i piatti in base alle esigenze.

12. Conservare i pasti in contenitori ermetici.

Conserva i pasti in contenitori ermetici per garantire la freschezza, facilitando il riscaldamento e la preparazione rapida.

13. Varietà nelle proteine e verdure.

Assicurati varietà nelle fonti di proteine e verdure, evitando la monotonia e garantendo una vasta gamma di nutrienti.

14. Programmare il tempo di cottura.

Calendarizzare il tempo di cottura, assicurandoti abbastanza tempo per preparare pasti nutrizionali senza stress.

15. Rifornirsi di ingredienti essenziali.

Mantieni una scorta di ingredienti chetogenici essenziali per evitare interruzioni improvvisi del piano alimentare.

16. Esplorare opzioni di *meal prep* servite a casa.

Considera servizi di preparazione di pasti chetogenici consegnati a casa per risparmiare tempo e semplificare ulteriormente la preparazione dei pasti.

17. Conservare le uova e altri alimenti freschi.

Conserva le uova e altri alimenti freschi adeguatamente per garantire sicurezza alimentare e durata di conservazione.

18. Essere flessibili e adattabili.

Sii aperto a cambiamenti e adattamenti nella preparazione dei pasti, cercando un equilibrio tra una preparazione sistematica e la flessibilità nelle scelte alimentari.
La guida mira a rendere la dieta chetogenica più gestibile attraverso una preparazione efficace e consapevole dei pasti, promuovendo la sostenibilità e il successo a lungo termine.

RICETTARIO PER LA DIETA CHETOGENICA

1.Zuppa di broccolo e formaggio per la dieta chetogenica.

Ingredienti:

- ½ kg di broccoli
- 1 l di brodo
- 200 g di formaggio cheddar (grattugiato o tagliato finemente)
- trito di 1 cipolla
- trito di 2 spicchi di aglio
- 2 noci di burro
- sale e pepe q.b

Istruzioni:

- Prendete una pentola dai bordi alti e iniziate a preparare il trito di aglio e cipolla, lasciate sciogliere prima il burro e rosolate il vostro soffritto fino a doratura. Solo allora aggiungere ½ kg di broccoli, il brodo, e portare il tutto a ebollizione. Controllate la fiamma, lasciate cuocere a fuoco dolce, fino a che i broccoli non si saranno ammorbiditi. Dopo di che frullate i vostri broccoli con frullatore a immersione fino ad ottenere una zuppa cremosa. Aggiungete il cheddar grattugiato a piacere e mescolate per farlo sciogliere a contatto con il calore della vostra zuppa. Salate e pepate a piacere, quanto basta. Servita caldo. Buon appetito!

2.Pollo chetogenico alla pizzaiola con contorno di verdura grigliata.

Ingredienti:

- 4 petti di pollo
- 1 tazza di salsa di pomodoro
- 2 zucchine (tagliate a fettine)
- 1 peperone rosso (tagliato a strisce)
- 2 cucchiaini di origano e 1 di basilico secco
- 2 cucchiai da tavola di olio extravergine d'oliva

- sale e pepe q.b.

Istruzioni:

- Prendete una padella e versate due cucchiai abbondanti di olio extravergine di oliva. Adagiate i 4 petti di pollo e fate rosolare fino a doratura, girandoli di tanto in tanto per una cottura uniforme. Aggiungete poi l'origano, il basilico e la salsa di pomodoro, continuando a cuocere per un altro quarto d'ora circa. A parte affettate e grigliate le vostre zucchine e il peperone, ci serviranno da contorno.
- Prendete i petti di pollo e serviteli ancora caldi in un piatto insieme al vostro contorno di verdure alla griglia. Conditelo con pepe e sale a piacere. Buon appetito!

3.Insalata chetogenica di salmone affumicato e avocado.

Ingredienti:

- 200g di salmone affumicato
- 2 avocado maturi (a cubetti)
- 1 cetriolo (affettato sottile)
- 200 g pomodori ciliegini (tagliati a metà)
- cipolla rossa a piacere (affettata sottile)
- 2 cucchiai di olio d'oliva extra vergine di oliva
- succo di limone q.b
- sale e pepe q.b.
- foglioline di basilico fresco per guarnizione

Istruzioni:

- Prendete il vostro salmone affumicato e tagliatelo a pezzetti. In una ciotola unite il salmone ai pomodorini tagliati a metà, l'avocado a cubetti, il cetriolo e la cipolla rossa finemente tagliati. Mescolate e condite con due cucchiai di olio di oliva, succo di limone fresco e aggiungete sale e pepe quanto basta. Decorate con un paio di foglie di basilico. Servite la vostra insalatona di salmone affumicato fredda e gustate. Buon appetito!

4.Frittata chetogenica con feta e spinaci freschi.

Ingredienti:

- 6 uova (possibilmente fresche)
- 50 g di formaggio feta
- 100 g di spinaci freschi
- 1 noce di burro
- erbe aromatiche come prezzemolo, timo o rosmarino q.b
- sale e pepe q.b

Istruzioni:

- Prendete una padella antiaderente e iniziate con lo sciogliere una noce di burro a fuoco medio. Unire gli spinaci freschi e farli appassire. A parte prendete una ciotola e sbattete le vostre uova. Versate il composto per la frittata nella padella insieme agli spinaci, aggiungendo in superficie la feta precedentemente tagliata o sbriciolata a pezzetti. Cuocete a fuoco medio basso. Appena i bordi iniziano a rapprendersi e a staccarsi dalla padella, potete anche infornare la vostra frittata con impostazione grill per pochi minuti fino a dorare in superficie. In alternativa cuocete con un coperchio per far sciogliere il formaggio. Guarnite e insaporite con erbe aromatiche a vostra scelta, sale e pepe. Servite calda. Buon appetito!

5.Spaghetti di zucchine con pesto di avocado per la dieta chetogenica.

Ingredienti:

- 4 zucchine medie (se avete uno spiralizzatore ricavatene degli spaghetti, in alternativa potete tagliarle alla julienne)
- 2 avocado maturi
- 2 spicchi di aglio
- 110 g di olio extravergine di oliva
- 1 tazza di foglie di basilico fresco
- succo di un limone
- formaggio grattugiato q.b. (facoltativo)
- sale e pepe nero q.b.
- 40 g noci o pinoli

Istruzioni:

- Per preparare il pesto di avocado prendete un frullatore e inserite noci o pinoli, le foglie di basilico, l'aglio, l'avocado maturo e il succo di limone. Gradualmente versate l'olio di oliva fino ad ottenere una consistenza cremosa che vi soddisfi. Salate e pepate regolando il sapore a vostro piacimento. A parte, in una padella, fate scaldare i vostri "spaghetti'' di zucchina per pochi minuti a fuoco medio. Aggiungere il pesto di avocado precedentemente realizzato e mescolate fino a rivestire completamente i vostri spaghetti, in maniera uniforme. Mescolare gli spaghetti con il pesto di avocado finché sono uniformemente rivestiti. Se gradite aggiungete una spolverata di parmigiano grattugiato in superficie. Buon appetito!

6. Tacos chetogenici di lattuga con pollo e guacamole.

Ingredienti:

- ½ kg di petto di pollo (ben cotto e sfilacciato)
- foglie larghe di lattuga iceberg (faranno da tacos)
- 2 avocado maturi
- 1 pomodoro a cubetti
- 50 g di trito di cipolla rossa
- 1 lime spremuto
- 50 g di coriandolo fresco
- peperoncino fresco q.b (facoltativo)
- sale e pepe q.b

Istruzioni:

- Prendete una ciotola e unite il vostro pollo sfilacciato alle spezie (pepe, sale e peperoncino fresco se gradite). A parte, in un'altra ciotola, iniziate a preparare il guacamole mescolando la polpa dei vostri avocado maturi, la cipolla rossa, il pomodoro, il succo di un lime e il coriandolo.
- Prendete ora le vostre foglie di lattuga, stendetele leggermente con le mani, e adagiate il pollo sfilacciato precedentemente condito. Farcite poi in superficie con uno strato di guacamole. Decorate infine i vostri tacos chetogenici con ulteriore coriandolo fresco e pepe nero a vostro gradimento. Buon appetito!
-

7.Bistecca di salmone con salsa verde di avocado.

Ingredienti:

- 600 g di salmone (4 bistecche)
- 2 avocado maturi
- 1 lime (succo)
- 2 cucchiai di olio extravergine di oliva
- 2 spicchi di aglio trito
- 1 cucchiaino di pepe nero
- 1 manciata di prezzemolo fresco come guarnizione
- sale q.b

Istruzioni:

- Per cuocere le vostre bistecche di salmone scegliete innanzitutto se utilizzare una padella o una griglia e cuocete a fiamma medio-alta. Dopo di che preparate il salmone condendolo con olio extravergine di oliva, pepe nero, aglio tritato e sale q.b. Cuocete la bistecca 5 minuti circa circa per lato, fino ad ottenere una cottura uniforme. A parte preparate la vostra salsa di avocado maturo, schiacciando la polpa in una ciotola e aggiungendo il succo di lime e il sale (assaggiate e aggiustate a piacimento).
- Servite le bistecche di salmone ancora calde guarnendo con una generosa cucchiaiata di salsa all'avocado. Decorate con prezzemolo fresco. Buon appetito!

8.Insalata alla Caesar di pollo e pancetta croccante.

Ingredienti:

- 2 petti di pollo alla griglia (tagliati a strisce)
- 1 lattuga romana intera, lavata e tagliata
- 4 fette di pancetta (o bacon) croccante e sbriciolata
- 100 g di parmigiano (a scaglie)
- 35 g di mandorle tostate
- 2 cucchiai di maionese
- 1 spicchio di aglio tritato

- 1 cucchiaino di senape
- ½ limone (succo)
- sale e pepe q.b.

Istruzioni:

- Prendete una ciotola sufficientemente grande e unite il vostro cespo di lattuga precedentemente tagliato, con il pollo a striscioline, la pancetta sbriciolata, il parmigiano e le mandorle tostate. A parte preparate la salsa Caesar e mescolate bene la vostra maionese con la senape, l'aglio tritato, il succo di mezzo limone, sale e pepe. Usate il composto per condire la vostra insalata e servite. Guarnite con scaglie di parmigiano. In alternativa ulteriori mandorle tostate. Buon appetito!
-

9.Melanzane alla griglia con pesto rosso scomposto.

Ingredienti:

- 2 melanzane (affettate in maniera sottile)
- 200g di pomodorini tagliati a metà (1 tazza circa)
- ½ tazza di mozzarella a cubetti
- 1 manciata di foglie di basilico fresco
- 2 cucchiai di pinoli fatti tostare
- 2 spicchi tritati di aglio
- ½ tazza di olio extravergine di oliva
- sale e pepe q.b.

Istruzioni:

- Prendete una griglia, in alternativa una padella antiaderente, e scaldatela a fuoco medio-alto. Spennellate le fettine di melanzana con olio extravergine di oliva e iniziate a grigliarle lasciandole cuocere 3 minuti circa per lato, fino a leggera doratura. La consistenza deve essere morbida. A parte prendete una ciotola, tagliate i pomodorini in due e uniteli alla mozzarella, all'aglio, al basilico e ai pinoli. Regolate di sale e pepe. Adagiate le fette di melanzana grigliate su un piatto e condite con il misto di pomodorini e mozzarella. Aggiungete un filo di olio per completare la pietanza. Buon appetito!

10.Salmone al forno con crosta al trito di noci e erbe.

Ingredienti:

- 4 filetti di salmone
- 1 manciata di prezzemolo fresco tritato
- 1 tazza di noci tritate
- 1 spicchio di aglio tritato
- 2 cucchiai di olio extravergine di oliva
- 2 cucchiai di senape
- sale e pepe q.b.
- fette di limone per guarnizione (facoltativo)

Istruzioni:

- Iniziate attivando il forno e preriscaldate a 200 gradi. Prendete poi una ciotola e mescolate accuratamente le noci, la senape, l'olio di oliva, prezzemolo e aglio precedentemente tritati. Prendete poi una teglia, foderata con carta forno, e adagiate i vostri filetti di salmone. Ricoprite la superficie del salmone con il misto di noci, quasi a spennellare. Cuocete il tutto in forno per un quarto d'ora circa fino a quando il salmone vi sembra sufficientemente cotto. Servite le fettine di salmone in crosta con una spolverata di pepe e sale a vostro gradimento. Guarnite con le fette di limone. Buon appetito!

11.Insalata piccante di gamberi grigliati con avocado e lime.

Ingredienti:

- ½ kg di gamberi sgusciati
- 2 avocado maturi a cubetti
- 1 cetriolo (a fette sottili)
- 50 g di cipolla rossa affettata sottile

- 1 peperoncino fresco tritato
- 3 cucchiai di olio extravergine di oliva
- 2 cucchiai di coriandolo tritato
- sale e pepe q.b.

Istruzioni:

Prendete una griglia o una padella antiaderente e scaldate a fuoco medio-alto. Aggiungete i gamberi e grigliate 3 minuti circa per lato, fino a cottura. A parte, in una ciotola, unite poi i vostri gamberi grigliati con l'avocado tagliato, cetriolo a fette, cipolla rossa e peperoncino fresco a pezzetti. In un contenitore preparate una vinaigrette mescolando succo di lime, olio extravergine di oliva, coriandolo tritato, pepe e sale q.b. e mescolate con delicatezza. Utilizzate il composto per condire la vostra insalata di gamberi chetogenica. Buon appetito!

12.Involtini di pollo cremosi con spinaci e formaggio.

Ingredienti:

- 4 petti di pollo abbastanza sottili
- 400g di spinaci freschi
- 200 g di formaggio spalmabile (o cremoso)
- 100 g di formaggio duro grattugiato (es. parmigiano)
- 2 cucchiai di olio extravergine di oliva
- 1 spicchio di aglio finemente tritato
- sale e pepe q.b.
- spago o filo da cucina

Istruzioni:

- Prendete una padella, oliatela, fate rosolare l'aglio e adagiate i vostri spinaci freschi. Fate cuocere fino a che non risulteranno appassiti. Aggiungete poi il formaggio spalmabile e mescolate con cura. Una volta ottenuta una miscela cremosa, spegnete il fuoco e passate ai petti di pollo. Stendete i petti di pollo e farcite con la crema di spinaci e formaggio. Arrotolate poi il tutto per formare un involtino e chiudete con lo spago da cucina. In una nuova padella scaldate un paio di cucchiai di olio di oliva e cuocete brevemente i vostri involtini fino a doratura omogenea su entrambi i lati. Trasferite poi il tutto in forno, su una teglia rivestita con carta antiaderente, e cuocete per 15-20 minuti circa a 180°C. Controllate di tanto intanto. Servite poi i vostri involtini ancora caldi con una spolverata di parmigiano grattugiato e pepe nero a vostro gradimento. Buon appetito!

13.Insalata chetogenica di cavolo cappuccio con salmone affumicato e avocado.

Ingredienti:

- ½ cavolo cappuccio (tagliato sottile)
- 1 avocado a cubetti
- 2 etti di salmone affumicato (tagliato a listarelle)
- 2 cucchiai di semi di girasole
- 2 cucchiai di feta sbriciolata
- 3 cucchiai di olio extravergine di oliva
- 2 cucchiai di aceto di vino rosso
- 1 cucchiaino di senape
- sale e pepe q.b.

Istruzioni:

- Prendete una ciotola abbastanza grande e unite il cavolo cappuccio tagliato finemente, le listarelle di salmone affumicato, l'avocado a cubetti, la feta. A parte invece, in un piccolo contenitore, mescolate invece l'olio di oliva, l'aceto di vino rosso, sale, pepe e un cucchiaino di senape. Girare delicatamente per formare una vinaigrette. Versarla poi sull'insalata precedentemente preparata e servire. Buon appetito!
-

14.Petto di pollo al curry con contorno di cavolfiore.

Ingredienti:

- 4 petti di pollo
- 1 cespo di cavolfiore (dividete in cimette)
- 1 lattina di latte di cocco
- 2 cucchiai di olio d'oliva extra vergine
- 2 cucchiai di pasta di curry
- 1 cipolla tritata
- 3 spicchi di aglio tritato
- 1 cucchiaino di curcuma in polvere
- 1 cucchiaino di cumino in polvere
- 1 cucchiaino di coriandolo in polvere
- sale e pepe q.b.
- 2 cucchiai di coriandolo fresco (facoltativo)

Istruzioni:

- Iniziate preriscaldando il forno a 200°C. Nel mentre adagiate le cimette di cavolfiore su una teglia e conditele con olio, sale e pepe. Infornate per 25 minuti circa, togliete non appena il cavolfiore vi sembrerà dorato e dalla consistenza tenera. A parte prendete una padella, scaldare l'olio di oliva e soffriggere il trito di aglio e cipolla fino a doratura. Adagiate i petti di pollo in padella e lasciateli dorare bene da entrambi i lati. Aggiungere in padella pasta al curry, e tutte le spezie: cumino, coriandolo, sale e pepe: e mescolate bene. Versare poi il latte di cocco e cuocere a fiamma moderata per 20 minuti circa fino a cottura totale del pollo. Servite i petti di pollo al curry con il contorno di cavolfiore al forno. Se gradite guarnite con un altro cucchiaio di coriandolo fresco. Buon appetito!
-

15.Sformato goloso di broccoli e formaggio per dieta chetogenica.

Ingredienti:

- ½ kg di broccoli lessati e tritati accuratamente

- 4 uova intere
- 1 tazza di cheddar grattugiato (o formaggio svizzero)
- 120 ml di panna da cucina
- 2 cucchiaini di burro sciolto
- 1 spicchio di aglio tritato sottile
- noce moscata (facoltativo)
- sale e pepe q.b.

Istruzioni:

- Iniziate col preriscaldare il forno a 180°C e imburrate una teglia per il vostro sformato. In una ciotola invece mescolate poi le uova, i broccoli tritati, l'aglio tritato, cheddar grattugiato, panna e burro fuso. Aggiustate di sale e pepe q.b. e versate il tutto nella teglia precedentemente imburrata. Se è di vostro gradimento aggiungete un pizzico di noce moscata.
- Versate poi il composto nella teglia imburrata e lasciate cuocere in forno a 180°C, per mezz'ora circa.
- Controllate lo sformato di tanto in tanto, la superficie deve essere dorata e l'interno cotto bene (fate la prova cottura con una forchetta). Quando lo sformato è pronto lasciate raffreddare per una decina di minuti e servite tagliato a fette. Buon appetito!

16.Peperoni ripieni con funghi e macinato di tacchino.

Ingredienti:

- 4 peperoni grandi (tagliare a metà)
- ½ kg di macinato di tacchino
- 200 g di funghi tritati
- 2 spicchi di aglio tritati
- 1 cipolla tritata
- 1 tazza di formaggio edam o cheddar grattugiato
- 2 cucchiai di olio extravergine di oliva
- 1 cucchiaino di timo
- 1 manciata di prezzemolo fresco
- sale e pepe q.b.

Istruzioni:

- Iniziate preriscaldando il forno a 180°C. Tagliati peperoni a metà e disponeteli su una teglia con carta da forno. A parte, in una padella, scaldate l'olio e lasciate dorare il trito di aglio e cipolla. Aggiungere poi la carne trita di tacchino. Cuocete e mescolate di tanto in tanto fino a doratura omogenea. Aggiungere infine i funghi e il timo fino a cottura completa. Amalgamare e riempire con il misto di macinato e funghi i vostri peperoni tagliati a metà. Cospargete di edam grattugiato. Infornate per 20-25 minuti a 180 gradi e servite i vostri peperoni caldi, guarnendo con un pò di prezzemolo fresco. Buon appetito!
-

17.Rollini di melanzane, ricotta e pesto per la dieta chetogenica.

Ingredienti:

- 2 melanzane lunghe (tagliare di lungo a fette)
- 250 g di ricotta
- 1 cucchiaio di parmigiano grattugiato
- 1 cucchiai di pesto
- 2 cucchiai di olio extravergine di oliva
- sale e pepe q.b.

Istruzioni:

- Iniziate grigliando le vostre fette di melanzane lunghe (potete prima spennellarle di olio di oliva per renderle più croccanti). In una ciotolina unite invece la ricotta, il pesto, il parmigiano, sale e pepe e mescolate. Accendete il forno e preriscaldate a 180°C. Riprendete ora il composto di ricotta e pesto e distribuitelo sulle vostre fette di melanzana grigliate. Arrotolate il tutto formando dei rotolini e adagiateli su una teglia da forno oliata.
- Cuocete in forno per 15-20 minuti fino a doratura.
- Buon appetito!
-
-

18.Burger di tacchino con salsa di avocado per la dieta chetogenica.

Ingredienti:

- 500g di carne di tacchino macinata
- 1 avocado maturo
- 1/4 di tazza di cipolla rossa, tritata finemente
- 2 cucchiai di coriandolo fresco, tritato
- 1 spicchio d'aglio, tritato
- 1 cucchiaino di cumino in polvere
- Sale e pepe nero q.b.
- Foglie di lattuga per fare il "bun" (senza carboidrati)

Istruzioni:

- In una ciotola, mescolate la carne di tacchino con la cipolla rossa, il coriandolo, l'aglio, il cumino, sale e pepe.
- Formate la carne in quattro hamburger.
- In una padella antiaderente, cuocete gli hamburger di tacchino a fuoco medio fino a cottura completa.
- Nel frattempo, preparate la salsa di avocado: schiacciate la polpa dell'avocado in una ciotola, aggiungete sale, pepe e mescolate bene.
- Servite gli hamburger di tacchino su foglie di lattuga e aggiungete una generosa cucchiaiata di salsa di avocado sopra ogni burger.
- Questa opzione di burger senza carboidrati è saporita e ricca di grassi sani, perfetta per la dieta chetogenica.

19.Rotoli di zucchine con ricotta e pomodoro per la dieta chetogenica.

Ingredienti:

- 2 zucchine medie
- 250 g di ricotta
- 50 g di parmigiano grattugiato
- 250 g di pomodori a cubetti
- 2 cucchiai di basilico fresco, tritato
- 1 spicchio d'aglio tritato
- 2 cucchiai di olio d'oliva extra vergine

- Sale e pepe q.b.

Istruzioni:

- Preriscaldate il forno a 180°C.
- Tagliate le zucchine a fette lunghe e sottili, utilizzando una mandolina o un pelapatate.
- In una ciotola, mescolate la ricotta, il formaggio parmigiano, il basilico, l'aglio, sale e pepe.
- Stendete le fette di zucchina e farcitele con il composto di ricotta.
- Arrotolate le fette di zucchina farcite e posizionatele in una teglia da forno.
- Versate i pomodori a cubetti sopra i rotoli di zucchina e cospargete con olio d'oliva.
- Cuocete in forno per circa 15-20 minuti o fino a quando le zucchine sono tenere.
- Servite i rotoli di zucchina come piatto principale leggero e saporito, perfetto per la dieta chetogenica.

20.Pollo alle mandorle con broccoli al vapore per la dieta chetogenica.

Ingredienti:

- 250 g di mandorle tritate
- 50 g di tazza di farina di mandorle
- 2 uova intere (sbattute)
- 2 cucchiai di olio d'oliva extra vergine
- 1 limone, spremuto
- 1 cucchiaino di paprika
- Sale e pepe q.b.
- ½ kg di broccoli cotti al vapore
- 4 petti di pollo

Istruzioni:

- Preriscaldate il forno a 200°C.
- In una ciotola, mescolate le mandorle tritate con la farina di mandorle, la paprika, sale e pepe.

- Passate i petti di pollo prima nell'uovo sbattuto e poi nella miscela di mandorle, facendo aderire bene.
- In una padella, scaldate l'olio d'oliva e rosolate i petti di pollo fino a quando sono dorati su entrambi i lati.
- Trasferite i petti di pollo su una teglia e cuocete in forno per circa 15-20 minuti o fino a cottura completa.
- Nel frattempo, cuocete i broccoli al vapore fino a quando sono teneri.
- Spremete il succo di limone sui petti di pollo appena sfornati.
- Servite il pollo alle mandorle con i broccoli al vapore come piatto principale ricco di proteine e grassi sani, adatto alla dieta chetogenica.

21.Zuppa di cavolfiore e panna per la dieta chetogenica.

Ingredienti:

- 1 cavolfiore medio, diviso in cimette
- 1 cipolla, tritata
- 2 spicchi d'aglio, tritati
- 4 tazze di brodo di pollo o vegetale
- 1 tazza di panna
- 2 tazze di formaggio cheddar grattugiato
- Sale e pepe q.b.
- Prezzemolo fresco tritato per guarnire

Istruzioni:

- In una pentola, soffriggete la cipolla e l'aglio in un po' d'olio d'oliva fino a che diventano traslucidi.
- Aggiungete le cimette di cavolfiore e rosolate per alcuni minuti.
- Versate il brodo nella pentola e portate a ebollizione. Riducete il fuoco e lasciate cuocere a fuoco lento fino a che il cavolfiore è morbido.
- Utilizzate un frullatore ad immersione per frullare la zuppa fino a ottenere una consistenza liscia.
- Aggiungete la panna e il formaggio cheddar grattugiato, mescolando fino a che il formaggio è completamente sciolto.
- Aggiustate di sale e pepe a piacere.
- Servite la zuppa di cavolfiore e formaggio calda, guarnendo con prezzemolo fresco tritato.

- Questa zuppa cremosa è ricca di grassi sani e offre un sapore delizioso, ideale per la dieta chetogenica.

22. Bocconcini di pollo al limone e rosmarino per la dieta chetogenica.

Ingredienti:

- 500 g di bocconcini di pollo
- 2 limoni, succo e scorza grattugiata
- 2 cucchiai di olio d'oliva extra vergine
- 2 rametti di rosmarino fresco, tritati
- 3 spicchi d'aglio, tritati
- Sale e pepe nero q.b.

Istruzioni:

- In una ciotola, mescolate il succo di limone, la scorza grattugiata, l'olio d'oliva, il rosmarino, l'aglio tritato, sale e pepe.
- Aggiungete i bocconcini di pollo alla marinata e lasciate riposare per almeno 30 minuti.
- Preriscaldate il forno a 200°C.
- Disponete i bocconcini di pollo marinati in una teglia e cuocete in forno per circa 20-25 minuti o fino a quando sono dorati e cotti.
- Servite i bocconcini di pollo al limone e rosmarino come piatto principale, guarnendo con fette di limone e rosmarino fresco.
- Questa ricetta offre un piatto gustoso e ricco di proteine, perfetto per chi segue la dieta chetogenica.

23. Insalata di gamberi e avocado con salsa di lime e coriandolo per la dieta chetogenica.

Ingredienti:

- 400 g di gamberi sgusciati e puliti
- 2 avocado maturi, tagliati a cubetti
- 1/2 cetriolo, tagliato a fette sottili
- 1 peperoncino rosso fresco, tritato (opzionale)
- 1/4 di tazza di coriandolo fresco tritato
- Succo di 2 lime
- 3 cucchiai di olio d'oliva extra vergine

- Sale e pepe nero q.b.

Istruzioni:

- In una padella, scaldare un po' d'olio d'oliva e cuocere i gamberi fino a quando diventano rosa e completamente cotti.
- In una ciotola grande, combinare i gamberi cotti, gli avocado, il cetriolo, il peperoncino (se desiderato) e il coriandolo fresco.
- In un piccolo contenitore, mescolare il succo di lime, l'olio d'oliva, sale e pepe per preparare la vinaigrette.
- Condire l'insalata con la vinaigrette e mescolare delicatamente.
- Servire l'insalata di gamberi e avocado come piatto principale fresco e leggero, ideale per la dieta chetogenica.

-

24.Frittata di cipolla, spinaci e feta per la dieta chetogenica.

Ingredienti:

- 6 uova
- 1 tazza di spinaci freschi, tritati
- 1/2 tazza di feta sbriciolata
- 1/4 di tazza di panna
- 2 cucchiai di burro
- 1 cipolla rossa, tritata
- Sale e pepe q.b.

Istruzioni:

- In una padella antiaderente, sciogliete il burro a fuoco medio.
- Aggiungete la cipolla tritata e cuocete fino a quando diventa traslucida.
- Aggiungete gli spinaci tritati alla padella e cuocete fino a quando sono appassiti.
- In una ciotola, sbattete le uova con la panna, aggiungete la feta sbriciolata, sale e pepe.

- Versate il composto di uova nella padella sopra gli spinaci e la cipolla.
- Cuocete a fuoco medio-basso fino a quando i bordi della frittata iniziano a rapprendersi.
- Trasferite la padella nel forno preriscaldato a 180°C e cuocete per circa 10-15 minuti o fino a quando la frittata è gonfia e dorata.
- Servite la frittata di spinaci e feta tagliata a spicchi come un delizioso piatto principale chetogenico.

25.Salmone alla griglia con salsa di avocado e lime per la dieta chetogenica.

Ingredienti:

- 4 filetti di salmone
- 2 avocado maturi
- Succo di 2 lime
- 2 cucchiai di olio d'oliva extra vergine
- 1 spicchio d'aglio, tritato
- Pepe nero macinato fresco
- Sale q.b.
- Prezzemolo fresco tritato per guarnire

Istruzioni:

- Preriscaldate la griglia a fuoco medio-alto.
- Spennellate i filetti di salmone con olio d'oliva e cospargeteli con sale e pepe.
- Cuocete il salmone sulla griglia per circa 4-5 minuti per lato o fino a quando è cotto al punto desiderato.
- Mentre il salmone cuoce, preparate la salsa di avocado: schiacciate la polpa degli avocado in una ciotola, aggiungete il succo di lime, l'aglio tritato, sale e pepe. Mescolate bene.
- Servite i filetti di salmone con una generosa cucchiaiata di salsa di avocado sopra.
- Guarnite con prezzemolo fresco tritato.
- Questa ricetta offre un piatto di pesce saporito e ricco di grassi sani, perfetto per chi segue la dieta chetogenica.

26.Insalata di tonno con avocado e pomodori per la dieta chetogenica.

Ingredienti:

- 2 lattine di tonno in scatola, sgocciolate
- 2 avocado maturi, tagliati a cubetti
- 1 tazza di pomodori ciliegini, tagliati a metà
- 1/4 di tazza di olive nere, snocciolate e tagliate a rondelle
- 1/4 di tazza di cetrioli, tagliati a cubetti
- 2 cucchiai di cipolla rossa, tritata finemente
- 2 cucchiai di prezzemolo fresco, tritato
- 2 cucchiai di olio d'oliva extra vergine
- Succo di 1 limone
- Sale e pepe nero q.b.

Istruzioni:

- In una ciotola grande, combinare il tonno sgocciolato, avocado, pomodori ciliegini, olive, cetrioli, cipolla rossa e prezzemolo.
- In una piccola ciotola, mescolare l'olio d'oliva, il succo di limone, sale e pepe per preparare la vinaigrette.
- Condire l'insalata di tonno con la vinaigrette e mescolare delicatamente per combinare tutti gli ingredienti.
- Servire l'insalata di tonno con avocado e pomodori come un piatto principale leggero e ricco di proteine, perfetto per la dieta chetogenica.

27.Filetto di branzino al forno con salsa di limone e capperi per la dieta chetogenica.

Ingredienti:

- 4 filetti di branzino
- 2 limoni, uno affettato e uno per il succo
- 2 cucchiai di capperi, sciacquati e sgocciolati
- 3 cucchiai di olio d'oliva extra vergine
- 2 spicchi d'aglio, tritati
- Prezzemolo fresco tritato
- Sale e pepe nero q.b.

Istruzioni:

- Preriscaldate il forno a 200°C.
- In una pirofila da forno, adagiate i filetti di branzino.
- Condite i filetti con olio d'oliva, succo di limone, aglio tritato, sale e pepe nero.
- Adagiate le fette di limone e i capperi sui filetti di branzino.
- Cuocete in forno per circa 15-20 minuti o fino a quando il pesce è cotto e si sfalda facilmente con una forchetta.
- Prima di servire, cospargete con prezzemolo fresco tritato per un tocco di freschezza.
- Questo piatto di branzino al forno con salsa di limone e capperi offre un sapore delicato e è perfetto per chi segue la dieta chetogenica.

28.Insalata di quinoa con verdure grigliate e hummus per la dieta chetogenica.

Ingredienti:

- 1 tazza di quinoa, cotta
- 1 zucchina, tagliata a fette sottili
- 1 melanzana, tagliata a cubetti
- 1 peperone rosso, tagliato a strisce
- 1 cipolla rossa, affettata sottilmente
- 2 cucchiai di olio d'oliva extra vergine
- Sale e pepe nero q.b.
- 1 tazza di pomodori ciliegini, tagliati a metà
- 1/4 di tazza di foglie di basilico fresco, tritato
- Hummus per condire

Istruzioni:

- Cuocete la quinoa secondo le istruzioni sulla confezione e lasciate raffreddare.
- In una padella o sulla griglia, cuocete le verdure (zucchine, melanzane, peperoni) con olio d'oliva, sale e pepe fino a quando sono tenere e leggermente dorati.
- In una ciotola grande, mescolate la quinoa cotta con le verdure grigliate, aggiungete i pomodori ciliegini e il basilico.

- Condite l'insalata con hummus, mescolando bene per distribuire uniformemente il condimento.
- Servite l'insalata di quinoa con verdure grigliate e hummus come piatto principale saporito e ricco di nutrienti, adatto alla dieta chetogenica.

29.Pad Thai vegan di zucchine per la dieta chetogenica.

Ingredienti:

- 4 zucchine medie, spiralizzate o tagliate a strisce sottili
- 200g di tofu, tagliato a cubetti
- 1 tazza di germogli di soia
- 1 carota, tagliata a fettine sottili
- 1 cipolla rossa, affettata
- 2 spicchi d'aglio, tritati
- 1 peperoncino rosso fresco, tritato (opzionale)
- 1/4 di tazza di arachidi tostate, tritate
- 2 cucchiai di olio di sesamo
- 3 cucchiai di salsa di soia
- 2 cucchiai di salsa di tamarindo
- 1 cucchiaio di sciroppo d'acero o agave
- Lime per servire
- Coriandolo fresco per guarnire

Istruzioni:

- In una padella capiente, scaldare l'olio di sesamo a fuoco medio-alto.
- Aggiungere il tofu e cuocere fino a doratura su tutti i lati.
- Aggiungere l'aglio, la cipolla rossa e il peperoncino (se usato) nella padella. Cuocere fino a quando le verdure sono tenere.
- Aggiungere le zucchine spiralizzate, i germogli di soia e le carote. Cuocere per circa 3-4 minuti fino a quando le zucchine sono tenere ma ancora croccanti.
- In una ciotola, mescolare la salsa di soia, la salsa di tamarindo e lo sciroppo d'acero.
- Versare la salsa sulla padella e mescolare bene, assicurandosi che tutte le verdure siano ben ricoperte.
- Servire il Pad Thai vegano con tofu, spolverato con arachidi tritate, guarnito con fette di lime e coriandolo fresco.

- Questa versione vegana del Pad Thai offre sapori autentici e si adatta perfettamente alla dieta chetogenica.

30.Insalata di avocado e cetrioli con salsa di semi di girasole.

Ingredienti:

- 2 cetrioli, tagliati a fette sottili
- 2 avocado maturi, tagliati a cubetti
- 1/4 di tazza di semi di girasole
- 1/4 di tazza di mandorle a fettine, tostate
- 2 cucchiai di olio d'oliva extra vergine
- 1 cucchiaio di aceto di mele
- 1 cucchiaio di senape di Dijon
- 1 spicchio d'aglio, tritato
- Sale e pepe nero q.b.
- Foglie di basilico fresco per guarnire

Istruzioni:

- In una ciotola grande, combinare le fette di cetriolo e i cubetti di avocado.
- In una padella, tostare i semi di girasole a fuoco medio fino a quando diventano dorati. Aggiungere le mandorle a fettine e tostare per altri 2-3 minuti. Lasciare raffreddare.
- In una piccola ciotola, mescolare l'olio d'oliva, l'aceto di mele, la senape, l'aglio tritato, sale e pepe per preparare la salsa.
- Condire l'insalata con la salsa e mescolare delicatamente.
- Spolverare la superficie dell'insalata con i semi di girasole tostati e le mandorle.
- Guarnire con foglie di basilico fresco.
- Servire questa insalata di avocado e cetrioli come piatto fresco e saporito, perfetto per la dieta chetogenica vegana.

31.Ragù di manzo con Zoodles (zucchine a spirale) per la dieta chetogenica.

Ingredienti:

- 500g di carne di manzo macinata
- 4 zucchine, spiralizzate
- 1 cipolla, tritata
- 2 spicchi d'aglio, tritati
- 1 lattina (400g) di pomodori a pezzetti
- 2 cucchiai di concentrato di pomodoro
- 1 cucchiaino di origano secco
- 1 cucchiaino di basilico secco
- Sale e pepe q.b.
- Olio d'oliva extra vergine
- Formaggio parmigiano grattugiato per guarnire (opzionale)

Istruzioni:

- In una padella capiente, riscaldare un po' di olio d'oliva a fuoco medio. Aggiungere la cipolla e l'aglio e cuocere finché sono dorati.
- Aggiungere la carne di manzo macinata e cuocere fino a quando è ben dorata.
- Aggiungere i pomodori a pezzetti, il concentrato di pomodoro, l'origano, il basilico, sale e pepe. Mescolare bene.
- Ridurre il fuoco e lasciar cuocere a fuoco lento per circa 15-20 minuti, mescolando di tanto in tanto.
- Nel frattempo, spiralizzare le zucchine per ottenere gli "zoodles".
- In una padella a parte, cuocere gli "zoodles" in un po' di olio d'oliva fino a quando sono teneri ma ancora croccanti.
- Servire il ragù di manzo sopra gli "zoodles" e, se desiderato, guarnire con formaggio parmigiano grattugiato.
- Questo piatto offre la soddisfazione del classico ragù di manzo, ma con una versione a basso contenuto di carboidrati grazie agli "zoodles". È ideale per coloro che seguono la dieta chetogenica.

32. Involtini di pollo con asparagi e pancetta per la dieta chetogenica.

Ingredienti:

- 4 petti di pollo sottili
- 8 asparagi, leggermente lessati
- 4 fette di pancetta
- 1 tazza di formaggio provolone, grattugiato
- 2 cucchiai di olio d'oliva extra vergine
- Sale e pepe nero q.b.

- Paprika dolce (opzionale)
- Timo fresco per guarnire

Istruzioni:

- Preriscaldare il forno a 200°C.
- Disporre i petti di pollo su una superficie piana e condire con sale, pepe e, se desiderato, paprika dolce.
- Posizionare due asparagi su ciascun petto di pollo e arrotolare.
- Avvolgere ogni involtino di pollo con una fetta di pancetta.
- Disporre gli involtini in una teglia da forno leggermente oliata.
- Cospargere il formaggio provolone grattugiato sopra gli involtini.
- Cuocere in forno per circa 20-25 minuti o fino a quando il pollo è cotto e la pancetta è croccante.
- Prima di servire, guarnire con timo fresco.
- Questi involtini di pollo con asparagi e pancetta offrono una combinazione di sapori deliziosi e sono ideali per chi segue la dieta chetogenica.

33.Bistecca di manzo con salsa di funghi e spinaci per la dieta chetogenica.

Ingredienti:

- 2 bistecca di manzo (circa 200 g ciascuna)
- 200g di funghi freschi, affettati
- 2 manciate di spinaci freschi
- 2 cucchiai di olio d'oliva extra vergine
- 2 spicchi d'aglio, tritati
- 1/4 di tazza di brodo di carne
- Sale e pepe nero q.b.
- Rosmarino fresco per guarnire (opzionale)

Istruzioni:

- Preriscaldate una padella antiaderente a fuoco medio-alto.
- Condite le bistecche con sale e pepe.
- Cuocete le bistecche sulla padella per 3-4 minuti per lato, o fino a quando sono alla cottura desiderata. Rimuovete le bistecche dalla padella e mettetele da parte.

- Nella stessa padella, aggiungete l'olio d'oliva e l'aglio tritato. Rosolate per un minuto.
- Aggiungete i funghi affettati e cuocete finché sono dorati.
- Aggiungete gli spinaci freschi e cuocete fino a quando sono appassiti.
- Versate il brodo di carne nella padella e portate a ebollizione. Riducete il calore e lasciate cuocere a fuoco lento per qualche minuto fino a quando la salsa si addensa leggermente.
- Rimettete le bistecche nella padella per riscaldarle e copritele con la salsa di funghi e spinaci.
- Guarnite con rosmarino fresco, se desiderato.
- Servite le bistecche di manzo con la salsa di funghi e spinaci come un piatto ricco di proteine e sapore, perfetto per la dieta chetogenica.

34.Uova in purgatorio con salsiccia e spinaci per la dieta chetogenica.

Ingredienti:

- 4 uova
- 200g di salsiccia italiana senza zuccheri aggiunti
- 2 tazze di spinaci freschi
- 1 lattina (400g) di pomodori a pezzetti
- 2 spicchi d'aglio, tritati
- 2 cucchiai di olio d'oliva extra vergine
- Sale e pepe nero q.b.
- Pepe rosso tritato (opzionale)
- Prezzemolo fresco tritato per guarnire

Istruzioni:

- In una padella antiaderente, scaldare l'olio d'oliva a fuoco medio. Aggiungere l'aglio tritato e cuocere fino a doratura.
- Aggiungere la salsiccia sbriciolata e cuocere fino a quando è dorata.
- Aggiungere i pomodori a pezzetti nella padella e portare a ebollizione. Ridurre il calore e lasciar cuocere a fuoco lento per 10-15 minuti fino a quando la salsa si addensa.

- Aggiungere gli spinaci freschi e cuocere fino a quando sono appassiti.
- Creare degli spazi nella salsa e rompere delicatamente le uova negli spazi.
- Coprire la padella e cuocere a fuoco medio-basso per 5-7 minuti, o fino a quando le uova sono cotte a piacere.
- Condire con sale, pepe nero e, se desiderato, pepe rosso tritato.
- Guarnire con prezzemolo fresco tritato prima di servire.
- Questa deliziosa ricetta di uova in purgatorio con salsiccia e spinaci è ricca di proteine e adatta alla dieta chetogenica.

35.Frittata di broccoli e formaggio per la dieta chetogenica.

Ingredienti:

- 6 uova
- 1 tazza di broccoli, cotti e tagliati a pezzetti
- 1/2 tazza di formaggio cheddar grattugiato
- 1/4 di tazza di panna
- 2 cucchiai di burro
- Sale e pepe nero q.b.
- Paprika dolce (opzionale)
- Prezzemolo fresco tritato per guarnire

Istruzioni:

- Preriscaldate il forno a 180°C.
- In una ciotola, sbattete le uova con la panna. Aggiungete il formaggio grattugiato e mescolate bene.
- In una padella resistente al calore, fate sciogliere il burro a fuoco medio.
- Aggiungete i broccoli cotti nella padella e versate sopra il composto di uova.
- Cuocete a fuoco medio-basso fino a quando i bordi iniziano a rapprendersi.
- Trasferite la padella nel forno e cuocete per circa 10-15 minuti o fino a quando la frittata è gonfia e dorata.
- Condite con sale, pepe e, se desiderato, paprika dolce.
- Guarnite con prezzemolo fresco tritato prima di servire.

- Tagliate a spicchi e servite questa deliziosa frittata di broccoli e formaggio come piatto ricco di proteine e adatto alla dieta chetogenica.

36.Panino chetogenico con pollo alla griglia e guacamole.

Ingredienti:

- 2 petti di pollo alla griglia
- 2 avocado maturi
- Succo di 1 lime
- 1 spicchio d'aglio, tritato
- Sale e pepe nero q.b.
- 4 foglie di lattuga
- 4 fette di pomodoro
- 4 fette di formaggio cheddar
- 4 fette di bacon croccante
- 4 fogli di insalata iceberg come involucro (oppure foglie di cavolo)

Istruzioni:

- Preparare il guacamole: schiacciare la polpa degli avocado in una ciotola, aggiungere il succo di lime, l'aglio tritato, sale e pepe. Mescolare fino a ottenere una consistenza cremosa.
- Grigliare i petti di pollo fino a cottura completa, condendo con sale e pepe.
- In una padella, cuocere il bacon fino a quando diventa croccante.
- Assemblare il panino: mettere una foglia di insalata iceberg come involucro, posizionare il petto di pollo grigliato sopra di essa.
- Aggiungere una generosa cucchiaiata di guacamole sulla parte superiore del pollo.
- Posizionare una fetta di formaggio cheddar sopra il guacamole.
- Aggiungere una fetta di pomodoro, una foglia di lattuga e una fetta di bacon croccante.
- Chiudere il panino con un'altra foglia di insalata iceberg o con un'altra opzione a basso contenuto di carboidrati.
- Servire il panino chetogenico con pollo alla griglia e guacamole come un pasto delizioso e soddisfacente.

37.Sandwich chetogenico con tacchino, avocado e insalata.

Ingredienti:

- 4 fette di petto di tacchino affumicato
- 1 avocado maturo, affettato
- Foglie di lattuga
- 4 fette di formaggio cheddar
- Maionese a basso contenuto di carboidrati (opzionale)
- Sale e pepe nero q.b.
- 2 foglie di insalata iceberg o grandi foglie di cavolo come involucro (opzionale)

Istruzioni:

- Posizionare due fogli di insalata iceberg o grandi foglie di cavolo per formare la base del sandwich (questo sostituirà il pane).
- Disporre su ogni foglio di "pane" due fette di petto di tacchino affumicato.
- Aggiungere le fette di formaggio cheddar sopra il tacchino.
- Adagiare le fette di avocado sulla parte superiore del formaggio.
- Posizionare le foglie di lattuga sopra l'avocado.
- Se lo si desidera, spalmare un po' di maionese a basso contenuto di carboidrati sulla parte interna delle foglie di insalata iceberg o cavolo.
- Condire con sale e pepe nero a piacere.
- Chiudere il sandwich con altri due fogli di insalata iceberg o con un'altra opzione a basso contenuto di carboidrati.
- Servire il sandwich chetogenico con tacchino, avocado e insalata come alternativa a basso contenuto di carboidrati e deliziosa.

38.Crostini di avocado e salmone affumicato per la dieta chetogenica.

Ingredienti:

- 1 avocado maturo
- Succo di 1 lime
- Sale e pepe nero q.b.
- 4 fette di pane chetogenico o crostini a basso contenuto di carboidrati
- 100 g di salmone affumicato

- Erba cipollina fresca tritata (opzionale)
- Pepe rosso tritato (opzionale)

Istruzioni:

- In una ciotola, schiacciare l'avocado e mescolarlo con il succo di lime, sale e pepe nero. Assicurarsi di ottenere una consistenza cremosa.
- Tostare le fette di pane chetogenico o i crostini a basso contenuto di carboidrati.
- Spalmare uniformemente il purè di avocado su ogni fetta di pane tostato.
- Adagiare una porzione di salmone affumicato sopra il purè di avocado su ciascun crostino.
- Se desiderato, decorare con erba cipollina fresca tritata e pepe rosso tritato per un tocco di colore e sapore.
- Servire i crostini di avocado e salmone affumicato come antipasto o uno spuntino chetogenico delizioso.

39.Rotoli di pollo tikka masala per la dieta chetogenica.

Ingredienti:

Per il pollo tikka:

- 500g di petti di pollo, tagliati a strisce
- 1 tazza di yogurt greco intero
- 2 cucchiai di pasta di curry tikka masala
- Succo di 1 limone
- 2 cucchiai di olio d'oliva
- Sale e pepe nero q.b.

Per la salsa tikka masala:

- 1 cipolla, tritata finemente
- 2 spicchi d'aglio, tritati
- 1 peperoncino verde, tritato (opzionale per un tocco di piccante)
- 1 tazza di pomodori pelati, frullati

- 1/2 tazza di panna da cucina
- 1 cucchiaino di garam masala
- 1 cucchiaino di cumino in polvere
- 1 cucchiaino di coriandolo in polvere
- 1/2 cucchiaino di curcuma
- Sale e pepe nero q.b.
- Coriandolo fresco tritato per guarnire

Istruzioni:

- In una ciotola, mescolare il pollo con yogurt, pasta di curry tikka masala, succo di limone, olio d'oliva, sale e pepe. Marinarlo per almeno 2 ore o durante la notte.
- Cuocere il pollo marinate su una griglia o in una padella fino a cottura completa.
- In una padella, riscaldare un po' di olio e cuocere la cipolla, l'aglio e il peperoncino verde fino a quando sono dorati.
- Aggiungere i pomodori pelati frullati, panna, garam masala, cumino, coriandolo, curcuma, sale e pepe. Cuocere a fuoco medio-basso per 15-20 minuti, mescolando occasionalmente.
- Aggiungere il pollo tikka alla salsa e cuocere per altri 5-7 minuti fino a quando il pollo è completamente cotto e la salsa è ben amalgamata.
- Preparare i rotoli usando fogli di lattuga come involucro e riempiendoli con il pollo tikka masala.
- Guarnire con coriandolo fresco tritato prima di servire.
- Goditi questi deliziosi rotoli di pollo tikka masala ispirati alla cucina indiana, perfetti per la dieta chetogenica.

40.Spiedini di pollo al sesamo e verdure croccanti per la dieta chetogenica.

Ingredienti:

Per il pollo:

- 500g di petti di pollo, tagliati a cubetti
- 2 cucchiai di salsa di soia a basso contenuto di carboidrati
- 1 cucchiaio di olio di sesamo
- 1 cucchiaio di aceto di riso
- 1 cucchiaio di zenzero fresco grattugiato

- 2 spicchi d'aglio, tritati
- 1 cucchiaio di semi di sesamo

Per le verdure croccanti:

- 1 tazza di cavolfiore, tagliato a pezzetti
- 1 tazza di broccoli, tagliato a pezzetti
- 1 tazza di cavolo cinese, tagliato a strisce
- 2 cucchiai di olio d'oliva extra vergine
- Sale e pepe nero q.b.

Istruzioni:

- In una ciotola, mescolare i cubetti di pollo con salsa di soia, olio di sesamo, aceto di riso, zenzero grattugiato, aglio tritato e semi di sesamo. Marinarli per almeno 30 minuti.
- Infilzare i cubetti di pollo marinate su spiedini e grigliarli fino a cottura completa.
- Nel frattempo, in una padella, riscaldare l'olio d'oliva e saltare le verdure croccanti (cavolfiore, broccoli, cavolo cinese) fino a quando sono tenere ma ancora croccanti. Condire con sale e pepe nero.
- Disporre gli spiedini di pollo grigliato sopra le verdure croccanti.
- Servire gli spiedini di pollo al sesamo con verdure croccanti come piatto principale ispirato alla cucina cinese, perfetto per la dieta chetogenica

41.Poke di salmone con avocado e cavolo cinese per la dieta chetogenica.

Ingredienti:

- 200 g di salmone fresco, tagliato a cubetti
- 1 avocado maturo, tagliato a fette
- 1 tazza di cavolo cinese, tagliato a strisce sottili
- 1/2 cetriolo, tagliato a fette sottili
- 1 alga nori, tagliata a strisce (opzionale)
- Semi di sesamo tostati per guarnire
- Foglie di coriandolo fresco per guarnire

Per la marinatura del salmone:

- 2 cucchiai di salsa di soia a basso contenuto di carboidrati
- 1 cucchiaio di olio di sesamo
- 1 cucchiaino di zenzero grattugiato
- 1 cucchiaino di aceto di riso

Istruzioni:

- In una ciotola, mescolare i cubetti di salmone con salsa di soia, olio di sesamo, zenzero grattugiato e aceto di riso. Marinarli in frigorifero per almeno 30 minuti.
- In una ciotola o su un piatto, disporre il cavolo cinese come base.
- Sovrapporre il cavolo con il salmone marinato, le fette di avocado e le fette di cetriolo.
- Decorare con strisce di alga nori, semi di sesamo tostati e foglie di coriandolo fresco.
- Se lo si desidera, condire ulteriormente con salsa di soia a basso contenuto di carboidrati.
- Servire il poké bowl di salmone con avocado e cavolo cinese come un pasto fresco, saporito e adatto alla dieta chetogenica.

42.Bowl di manzo con verdure grigliate e avocado per la dieta chetogenica.

Ingredienti:

- 200 g di fettine di manzo
- 1 avocado maturo, tagliato a fette
- 1 tazza di broccoli, tagliato a cimette
- 1 peperone rosso, tagliato a strisce
- 1 zucchina, tagliata a fette sottili
- 1 cucchiaio di olio d'oliva extra vergine
- Sale e pepe nero q.b.
- Paprika affumicata (opzionale)
- Semi di girasole tostati per guarnire
- Foglie di basilico fresco per guarnire

Per la marinatura del manzo:

- 2 cucchiai di olio d'oliva extra vergine
- Succo di 1 limone
- 2 spicchi d'aglio, tritati
- Rosmarino fresco tritato (opzionale)

- Sale e pepe nero q.b.

Istruzioni:

- In una ciotola, mescolare le fettine di manzo con olio d'oliva, succo di limone, aglio tritato, rosmarino (se utilizzato), sale e pepe. Lasciare marinare per almeno 30 minuti.
- In una padella o sulla griglia, cuocere le fettine di manzo marinato fino a cottura desiderata.
- Nella stessa padella o sulla griglia, cuocere le verdure grigliate (broccoli, peperone rosso, zucchina) con olio d'oliva, sale e pepe fino a quando sono tenere e leggermente dorate.
- In una ciotola, disporre le fettine di manzo grigliato e le verdure grigliate.
- Aggiungere le fette di avocado sulla parte superiore.
- Condire con paprika affumicata (se utilizzata) e guarnire con semi di girasole tostati e foglie di basilico fresco.
- Servire la bowl di manzo con verdure grigliate e avocado come pasto completo e saporito, adatto alla dieta chetogenica.

43.Bowl di manzo asiatica con cavolo Napa e funghi shiitake.

Ingredienti:

- 200 g di fettine di manzo
- 1 tazza di cavolo Napa, tritato finemente
- 1 tazza di funghi shiitake, affettati
- 1 carota, tagliata a julienne
- 1 peperone rosso, tagliato a strisce sottili
- 2 cucchiai di olio di sesamo
- 2 cucchiai di salsa di soia a basso contenuto di carboidrati
- 1 cucchiaio di aceto di riso
- 1 cucchiaino di zenzero fresco grattugiato
- 1 spicchio d'aglio, tritato
- Semi di sesamo tostati per guarnire
- Cipollotto tritato per guarnire

Per la marinatura del manzo:

- 2 cucchiai di salsa di soia a basso contenuto di carboidrati
- 1 cucchiaio di olio di sesamo

- 1 cucchiaino di aglio tritato
- 1 cucchiaino di zenzero fresco grattugiato

Istruzioni:

- In una ciotola, mescolare le fettine di manzo con salsa di soia, olio di sesamo, aglio tritato e zenzero. Lasciare marinare per almeno 30 minuti.
- In una padella o sulla griglia, cuocere le fettine di manzo marinato fino a cottura desiderata.
- Nella stessa padella, aggiungere un po' di olio di sesamo e cuocere i funghi shiitake fino a quando sono dorati.
- In una ciotola, disporre il cavolo Napa tritato, i funghi shiitake, le fettine di manzo grigliato, le strisce di carota e peperone rosso.
- In una piccola ciotola, mescolare la salsa di soia, l'aceto di riso, l'aglio tritato e lo zenzero grattugiato. Versare questa salsa sulla bowl.
- Guarnire con semi di sesamo tostati e cipollotto tritato.
- Servire la bowl di manzo asiatica con cavolo Napa e funghi shiitake come pasto equilibrato e ricco di sapori, adatto alla dieta chetogenica.

44.Bowl vegana con tofu, quinoa e verdure.

Ingredienti:

- 200 g di tofu, tagliato a cubetti
- 1 tazza di quinoa, cotta
- 1 tazza di broccoli, cotti al vapore
- 1 carota, tagliata a julienne
- 1 cetriolo, tagliato a fette sottili
- 1 avocado maturo, tagliato a fette
- 2 cucchiai di olio d'oliva extra vergine
- 1 cucchiaio di tamari (salsa di soia senza glutine)
- 1 cucchiaino di zenzero fresco grattugiato
- Succo di 1 lime
- Semi di sesamo tostati per guarnire
- Coriandolo fresco tritato per guarnire

Istruzioni:

- In una padella, scaldare l'olio d'oliva e cuocere i cubetti di tofu fino a quando sono dorati su tutti i lati.
- In una ciotola, mescolare il tofu con tamari, zenzero grattugiato e succo di lime. Lasciar marinare per alcuni minuti.
- In una bowl, disporre la quinoa cotta, i broccoli cotti al vapore, la carota a julienne, le fette di cetriolo e le fette di avocado.
- Posizionare i cubetti di tofu marinato sopra gli ingredienti nella bowl.
- Guarnire con semi di sesamo tostati e coriandolo fresco tritato.
- Opzionalmente, aggiungere un filo di olio d'oliva o tamari aggiuntivo per un tocco di sapore.
- Servire questa deliziosa bowl vegana con tofu, quinoa e verdure come pasto nutriente e adatto alla dieta chetogenica.

45. Poke bowl di pollo con mango e avocado.

Ingredienti:

- 200 g di petto di pollo, cotto e tagliato a cubetti
- 1 tazza di quinoa, cotta
- 1 mango maturo, tagliato a cubetti
- 1 avocado maturo, tagliato a fette
- 1 cetriolo, tagliato a cubetti
- 1/4 di cipolla rossa, affettata sottilmente
- Salsa di soia a basso contenuto di carboidrati per marinare il pollo
- Succo di lime per condire
- Semi di sesamo tostati per guarnire
- Coriandolo fresco tritato per guarnire

Istruzioni:

- Marinare i cubetti di petto di pollo nella salsa di soia a basso contenuto di carboidrati per almeno 30 minuti.
- Cuocere il petto di pollo marinato su una griglia o in una padella fino a cottura completa.
- In una bowl, disporre la quinoa cotta come base.
- Posizionare sopra il pollo grigliato, i cubetti di mango, le fette di avocado, i cubetti di cetriolo e la cipolla rossa affettata.

- Condire con succo di lime a piacere.
- Guarnire con semi di sesamo tostati e coriandolo fresco tritato.
- Mescolare delicatamente prima di gustare, assicurandoti che gli ingredienti siano ben distribuiti.
- Servire il poke bowl di pollo con mango e avocado come piatto fresco, ricco di sapori e adatto alla dieta chetogenica.

46.Frittata mediterranea con pomodori secchi e olive per la dieta chetogenica.

Ingredienti:

- 6 uova
- 1/4 di tazza di panna
- 1/2 tazza di formaggio feta, sbriciolato
- 1/4 di tazza di pomodori secchi, tritati
- 1/4 di tazza di olive nere, affettate
- 2 cucchiai di basilico fresco, tritato
- 2 cucchiai di olio d'oliva extra vergine
- Sale e pepe nero q.b.

Istruzioni:

- Preriscalda il forno a 180°C.
- In una ciotola, sbatti le uova con la panna. Aggiungi il formaggio feta sbriciolato, i pomodori secchi tritati, le olive affettate e il basilico fresco. Mescola bene.
- Scalda l'olio d'oliva in una padella antiaderente resistente al calore a fuoco medio.
- Versa il composto di uova nella padella calda e cuoci per 3-4 minuti o fino a quando i bordi iniziano a rapprendersi.
- Trasferisci la padella nel forno preriscaldato e cuoci la frittata per ulteriori 10-12 minuti o finché è cotta e dorata.
- Una volta cotta, togli la frittata dal forno e lasciala riposare per qualche minuto prima di tagliarla in spicchi.
- Servi la frittata mediterranea con pomodori secchi e olive come un pasto delizioso e chetogenico, ideale per la colazione, il pranzo o la cena.

47.Frittata al prosciutto e formaggio con spinaci per la dieta chetogenica.

Ingredienti:

- 6 uova
- 1/4 di tazza di panna
- 100g di prosciutto cotto, tagliato a pezzetti
- 1 tazza di formaggio cheddar grattugiato
- 1 tazza di spinaci freschi, tritati
- 2 cucchiai di burro
- Sale e pepe nero q.b.

Istruzioni:

- Preriscalda il forno a 180°C.
- In una ciotola, sbatti le uova con la panna. Aggiungi il prosciutto cotto a pezzetti, il formaggio cheddar grattugiato e gli spinaci tritati. Mescola bene.
- Scalda il burro in una padella antiaderente resistente al calore a fuoco medio.
- Versa il composto di uova nella padella calda e cuoci per 3-4 minuti o fino a quando i bordi iniziano a rapprendersi.
- Trasferisci la padella nel forno preriscaldato e cuoci la frittata per ulteriori 10-12 minuti o finché è cotta e dorata.
- Una volta cotta, togli la frittata dal forno e lasciala riposare per qualche minuto prima di tagliarla in spicchi.
- Servi la frittata al prosciutto e formaggio con spinaci come un pasto gustoso e adatto alla dieta chetogenica. Puoi aggiungere una spruzzata di pepe nero fresco o erbe aromatiche a piacere.

48.Merluzzo al forno con crosta di mandorle per la dieta chetogenica.

Ingredienti:

- 4 filetti di merluzzo
- 1 tazza di mandorle tritate finemente
- 2 cucchiai di prezzemolo fresco, tritato

- 2 cucchiai di formaggio parmigiano grattugiato
- 2 cucchiai di burro fuso
- Succo di 1 limone
- Sale e pepe nero q.b.
- Scorza di limone grattugiata per guarnire
- Erbe aromatiche fresche (rosmarino o timo) per guarnire

Istruzioni:

- Preriscalda il forno a 200°C.
- In una ciotola, mescolare le mandorle tritate, il prezzemolo fresco, il formaggio parmigiano grattugiato e il burro fuso. Aggiungi sale e pepe a piacere.
- Disponi i filetti di merluzzo su una teglia rivestita di carta da forno.
- Spalma uniformemente la miscela di mandorle sui filetti di merluzzo, premendo leggermente per far aderire la crosta.
- Irrora i filetti con il succo di limone.
- Cuoci in forno per circa 15-20 minuti o fino a quando la crosta è dorata e il merluzzo si sbriciola facilmente con una forchetta.
- Prima di servire, guarnisci con scorza di limone grattugiata e erbe aromatiche fresche.
- Servi il merluzzo al forno con crosta di mandorle come un piatto principale delizioso e adatto alla dieta chetogenica. Accompagna con verdure a basso contenuto di carboidrati o un'insalata fresca.

49.Insalata di polpo mediterranea per la dieta chetogenica.

Ingredienti:

- 500 g di polpo cotto, tagliato a pezzi
- 1 cetriolo, tagliato a cubetti
- 1 pomodoro, tagliato a cubetti
- 1/4 di cipolla rossa, affettata sottilmente
- 1/4 di tazza di olive nere, snocciolate e affettate
- 2 cucchiai di prezzemolo fresco, tritato
- 2 cucchiai di olio d'oliva extra vergine
- Succo di 1 limone
- Sale e pepe nero q.b.
- Peperoncino rosso tritato (opzionale)
- Foglie di lattuga o rucola per servire

Istruzioni:

- In una ciotola, mescola il polpo cotto, il cetriolo, il pomodoro, la cipolla rossa, le olive nere e il prezzemolo fresco.
- In una piccola ciotola, preparare la vinaigrette mescolando l'olio d'oliva, il succo di limone, sale e pepe. Aggiungi peperoncino rosso tritato se desiderato.
- Versa la vinaigrette sulla miscela di polpo e verdure. Mescola delicatamente per distribuire bene i sapori.
- Lascia marinare l'insalata in frigorifero per almeno 30 minuti per permettere ai sapori di fondersi.
- Servi l'insalata di polpo mediterranea su foglie di lattuga o rucola, guarnendo con un filo d'olio d'oliva extravergine e prezzemolo fresco tritato.
- Goditi questa fresca e saporita insalata di polpo come piatto principale adatto alla dieta chetogenica.

50.Insalata caprese con polpo e mozzarella per la dieta chetogenica.

Ingredienti:

- 500 g di polpo cotto, tagliato a pezzi
- 250g di mozzarella di bufala, tagliata a fette
- 2 pomodori maturi, tagliati a fette
- Basilico fresco, foglie intere
- 2 cucchiai di olio d'oliva extra vergine
- Riduzione di aceto balsamico (senza zucchero aggiunto)
- Sale e pepe nero q.b.

Istruzioni:

- Disponi le fette di mozzarella, le fette di pomodoro e i pezzi di polpo su un piatto da portata in uno schema alternato.
- Intreccia tra gli ingredienti le foglie di basilico fresco.
- Spruzza l'olio d'oliva extra vergine su tutta l'insalata.
- Riduci l'aceto balsamico a uno sciroppo leggermente denso riscaldandolo leggermente in un pentolino. Sia sicuro di utilizzare una riduzione senza zucchero aggiunto.
- Versa la riduzione di aceto balsamico sulla Caprese.
- Aggiungi sale e pepe nero a piacere.

- Servi questa deliziosa Insalata Caprese con polpo e mozzarella come piatto principale o antipasto durante la tua dieta chetogenica.

51. Insalata mediterranea con mozzarella e verdure grigliate per la dieta chetogenica.

Ingredienti:

- 250g di mozzarella di bufala, tagliata a fette
- 1 zucchina, tagliata a fette lunghe
- 1 melanzana, tagliata a fette
- 1 peperone rosso, tagliato a strisce
- 1 pomodoro, tagliato a fette
- 2 cucchiai di olio d'oliva extra vergine
- 2 cucchiai di aceto balsamico
- Basilico fresco, foglie intere
- Sale e pepe nero q.b.

Istruzioni:

- Riscalda una griglia o una padella antiaderente.
- Spennella le fette di zucchina, melanzana e peperone con olio d'oliva e grigliale fino a quando sono tenere e leggermente dorate.
- Disponi le fette di mozzarella, verdure grigliate e fette di pomodoro su un piatto da portata in uno schema alternato.
- Cospargi le foglie di basilico fresco sulla parte superiore degli ingredienti.
- In una piccola ciotola, mescola l'olio d'oliva e l'aceto balsamico per creare una semplice vinaigrette.
- Versa la vinaigrette sulla mozzarella e le verdure.
- Aggiungi sale e pepe nero a piacere.
- Servi questa insalata mediterranea con mozzarella e verdure grigliate come un pasto leggero e delizioso, perfetto per la dieta chetogenica vegetariana.

52. Melanzane ripiene alla parmigiana per la dieta chetogenica.

Ingredienti:

- 2 melanzane medie

- 400g di carne macinata di manzo
- 1 tazza di salsa marinara a basso contenuto di carboidrati
- 1 tazza di mozzarella grattugiata
- 1/2 tazza di formaggio parmigiano grattugiato
- 2 cucchiai di olio d'oliva extra vergine
- 2 spicchi d'aglio, tritati
- Basilico fresco, foglie intere
- Sale e pepe nero q.b.

Istruzioni:

- Preriscalda il forno a 200°C.
- Taglia le melanzane a metà nel senso della lunghezza. Pratica incisioni sulla polpa con un coltello e cuocile in forno per circa 20-25 minuti o finché la polpa diventa morbida.
- Mentre le melanzane cuociono, in una padella, riscalda l'olio d'oliva e aggiungi l'aglio tritato. Aggiungi la carne macinata e cuoci fino a quando è ben cotta. Aggiusta di sale e pepe secondo il tuo gusto.
- Rimuovi le melanzane dal forno e svuotale delicatamente, lasciando uno strato sottile di polpa attaccato alla buccia.
- In una ciotola, mescola la polpa della melanzana con la carne macinata cotta e la salsa marinara.
- Riempi le mezze melanzane con il composto di carne.
- Spolvera la mozzarella grattugiata e il formaggio parmigiano sopra le melanzane ripiene.
- Cuoci in forno per ulteriori 15-20 minuti o finché il formaggio è dorato e fuso.
- Decorare con foglie di basilico fresco prima di servire.
- Servi queste melanzane ripiene alla parmigiana come piatto principale gustoso e adatto alla dieta chetogenica.

53. Wrap chetogenico di pollo e avocado.

Ingredienti per il wrap:

- Foglie di lattuga o cavolo (usate come involucro)
- 200 g di petto di pollo, cotto e tagliato a strisce
- 1 avocado maturo, tagliato a fette
- Pomodori ciliegini, tagliati a metà

- Formaggio cheddar o formaggio a basso contenuto di carboidrati, a fette
- Foglie di rucola
- Maionese a basso contenuto di carboidrati
- Sale e pepe nero q.b.

Istruzioni:

- Prepara le foglie di lattuga o cavolo come involucro per il wrap, assicurandoti che siano grandi abbastanza da contenere gli ingredienti.
- Disponi le strisce di petto di pollo al centro della foglia di lattuga o cavolo.
- Aggiungi le fette di avocado, pomodori ciliegini, formaggio a fette e foglie di rucola sopra il pollo.
- Spolvera con sale e pepe nero a piacere.
- Aggiungi una generosa quantità di maionese a basso contenuto di carboidrati.
- Arrotola il wrap chiudendo gli ingredienti all'interno della foglia di lattuga o cavolo.
- Taglia il wrap a metà diagonalmente per una presentazione accattivante.
- Servi il wrap chetogenico di pollo e avocado come un pasto leggero e saporito, perfetto per la tua dieta chetogenica.

Puoi personalizzare il ripieno del wrap con altri ingredienti a basso contenuto di carboidrati a tua scelta, come cetrioli, peperoni, o altri formaggi a basso contenuto di carboidrati.

54. Wrap chetogenico vegetariano con hummus e verdure.

Ingredienti per il wrap:

- Foglie di cavolo riccio o lattuga (usate come involucro)
- 1/2 tazza di hummus a basso contenuto di carboidrati
- 1 cetriolo, tagliato a strisce lunghe
- 1 peperone rosso, tagliato a strisce
- 1 carota, tagliata a strisce sottili o grattugiata
- Avocado a fette
- Spinaci freschi

Istruzioni:

- Prepara le foglie di cavolo riccio o lattuga come involucro per il wrap, scegliendo foglie grandi e resistenti.
- Stendi uno strato uniforme di hummus sulla parte centrale di ogni foglia.
- Posiziona le strisce di cetriolo, peperone rosso e carota sulla parte superiore dell'hummus.
- Aggiungi fette di avocado e foglie di spinaci freschi.
- Arrotola il wrap chiudendo gli ingredienti all'interno della foglia di cavolo o lattuga.
- Taglia il wrap a metà diagonalmente per una presentazione accattivante.
- Servi il wrap chetogenico vegetariano con hummus e verdure come un pasto leggero e nutriente, perfetto per la tua dieta chetogenica.

Puoi variare le verdure e personalizzare il ripieno del wrap in base alle tue preferenze. Assicurati di utilizzare verdure a basso contenuto di carboidrati per mantenere il wrap conforme alla dieta chetogenica.

55.Insalata di bresaola con rucola e parmigiano per la dieta chetogenica.

Ingredienti:

- 100 g di bresaola, affettata sottilmente
- 2 tazze di rucola fresca
- 30 g di parmigiano reggiano, grattugiato
- 1 cucchiaio di olio d'oliva extra vergine
- Succo di mezzo limone
- Sale e pepe nero q.b.

Istruzioni:

- Disponi le fette di bresaola su un piatto da portata.
- In una ciotola, unisci la rucola fresca.
- Cospargi la rucola sopra la bresaola.
- Distribuisci uniformemente il parmigiano reggiano grattugiato sulla bresaola e la rucola.
- In una piccola ciotola, prepara una semplice vinaigrette mescolando l'olio d'oliva, il succo di limone, sale e pepe.
- Versa la vinaigrette sull'insalata di bresaola.

- Aggiusta di sale e pepe a piacere.
- Servi questa fresca insalata di bresaola con rucola e parmigiano come antipasto o pasto leggero durante la tua dieta chetogenica.

Questa ricetta è bassa in carboidrati e ricca di proteine, perfetta per chi segue una dieta chetogenica. Puoi aggiungere noci tritate o semi di girasole tostati per un tocco croccante se lo desideri.

56.Involtini di zucchine con salame e formaggio per la dieta chetogenica.

Ingredienti:

- 2 zucchine medie
- 100 g di salame a fette sottili
- 100 g di formaggio a basso contenuto di carboidrati (come formaggio cheddar o formaggio fresco)
- Olio d'oliva extra vergine
- Sale e pepe nero q.b.
- Erbe aromatiche fresche (rosmarino o timo, a piacere)

Istruzioni:

- Preriscalda il forno a 200°C.
- Taglia le zucchine a fette lunghe e sottili usando una mandolina o un pelapatate.
- Disponi le fette di zucchina su una superficie di lavoro e adagia su ciascuna fetta una fettina di salame e una fettina di formaggio.
- Arrotola le fette di zucchina attorno al salame e al formaggio, creando degli involtini.
- Disponi gli involtini in una teglia da forno leggermente unta con olio d'oliva.
- Cospargi gli involtini con un filo d'olio d'oliva extra vergine e condisci con sale, pepe e le erbe aromatiche fresche.
- Cuoci in forno per circa 15-20 minuti o finché le zucchine sono cotte e gli involtini sono dorati.
- Servi gli involtini di zucchine con salame e formaggio come antipasto o come contorno chetogenico.

57.Polpettone chetogenico con spinaci e formaggio.

Ingredienti per il polpettone:

- 500 g di carne macinata di manzo
- 1 uovo
- 1/2 tazza di parmigiano reggiano grattugiato
- 1/4 di tazza di pangrattato a basso contenuto di carboidrati (o pangrattato di mandorle)
- 1 spicchio d'aglio, tritato finemente
- 2 cucchiai di prezzemolo fresco, tritato
- Sale e pepe nero q.b.

Per il ripieno:

- 200 g di spinaci freschi, cotti e strizzati
- 150 g di formaggio a basso contenuto di carboidrati (come formaggio cheddar o formaggio fresco), a cubetti

Istruzioni:

- Preriscalda il forno a 180°C.
- In una ciotola, mescola la carne macinata con l'uovo, il parmigiano reggiano, il pangrattato a basso contenuto di carboidrati, l'aglio, il prezzemolo, il sale e il pepe. Mescola bene fino a ottenere un composto omogeneo.
- Stendi la carne macinata su un foglio di carta da forno formando un rettangolo.
- Distribuisci gli spinaci cotti e strizzati uniformemente sulla superficie della carne macinata.
- Disponi i cubetti di formaggio sopra gli spinaci.
- Arrotola la carne macinata con il ripieno formando un polpettone.
- Trasferisci il polpettone in una teglia da forno.
- Cuoci in forno per circa 40-45 minuti o finché il polpettone è dorato e cotto all'interno.
- Lascia riposare il polpettone per alcuni minuti prima di tagliarlo a fette.
- Servi il polpettone chetogenico con spinaci e formaggio come piatto principale, accompagnato da una selezione di verdure a basso contenuto di carboidrati.

58.Polpettone chetogenico con olive e mozzarella.

Ingredienti per il polpettone:

- 500 g di carne macinata di manzo
- 1 uovo
- 1/2 tazza di parmigiano reggiano grattugiato
- 1/4 di tazza di pangrattato a basso contenuto di carboidrati (o pangrattato di mandorle)
- 1 spicchio d'aglio, tritato finemente
- 2 cucchiai di prezzemolo fresco, tritato
- Sale e pepe nero q.b.

Per il ripieno:

- 100 g di olive nere, snocciolate e tagliate a fette
- 150 g di mozzarella a basso contenuto di carboidrati, a cubetti

Istruzioni:

- Preriscalda il forno a 180°C.
- In una ciotola, mescola la carne macinata con l'uovo, il parmigiano reggiano, il pangrattato a basso contenuto di carboidrati, l'aglio, il prezzemolo, il sale e il pepe. Mescola bene fino a ottenere un composto omogeneo.
- Stendi la carne macinata su un foglio di carta da forno formando un rettangolo.
- Distribuisci le fette di olive nere sulla superficie della carne macinata.
- Aggiungi i cubetti di mozzarella sopra le olive.
- Arrotola la carne macinata con il ripieno formando un polpettone.
- Trasferisci il polpettone in una teglia da forno.
- Cuoci in forno per circa 40-45 minuti o finché il polpettone è dorato e cotto all'interno.
- Lascia riposare il polpettone per alcuni minuti prima di tagliarlo a fette.
- Servi il polpettone chetogenico con olive e mozzarella come piatto principale, accompagnato da verdure a basso contenuto di carboidrati o insalata.

59.Polpettone vegano chetogenico con tofu e verdure.

Ingredienti per il polpettone:

- 300g di tofu extra-forte, pressato e sbriciolato
- 1 tazza di spinaci freschi, tritati finemente
- 1/2 tazza di cavolfiore, grattugiato
- 1/4 di tazza di farina di mandorle
- 2 cucchiai di olio d'oliva extra vergine
- 2 cucchiai di semi di lino macinati (miscelati con 6 cucchiai di acqua per formare un "uovo" vegano)
- 2 cucchiai di lievito alimentare (nutritional yeast)
- 2 cucchiai di tamari o salsa di soia senza glutine
- 1 cucchiaio di aceto di mele
- 1 cucchiaino di aglio in polvere
- 1 cucchiaino di cipolla in polvere
- 1/2 cucchiaino di paprika
- Sale e pepe nero q.b.

Per la salsa (opzionale):

- 1/4 di tazza di salsa di pomodoro a basso contenuto di carboidrati

Istruzioni:

- Preriscalda il forno a 180°C.
- In una ciotola grande, mescola il tofu sbriciolato, gli spinaci tritati, il cavolfiore grattugiato, la farina di mandorle, l'olio d'oliva, i semi di lino "uovo", il licvito alimentare, il tamari, l'aceto di mele, l'aglio in polvere, la cipolla in polvere, la paprika, il sale e il pepe. Mescola bene fino a ottenere un composto omogeneo.
- Trasferisci il composto in una teglia da forno rivestita di carta da forno, dando forma a un polpettone.
- Cuoci in forno per circa 40-45 minuti o finché è dorato e ha una consistenza ferma.
- Se desideri, spalmare la salsa di pomodoro sulla parte superiore del polpettone negli ultimi 10 minuti di cottura.
- Lascia raffreddare il polpettone prima di tagliarlo a fette.

- Servi il polpettone vegano chetogenico con tofu e verdure come piatto principale, accompagnato da contorni a basso contenuto di carboidrati.

60.Pizza chetogenica con crosta di cavolfiore.

Ingredienti per la crosta:

- 1 testa di cavolfiore media, tritata finemente
- 1 tazza di formaggio mozzarella grattugiato
- 1 uovo
- 1 cucchiaino di origano secco
- 1/2 cucchiaino di aglio in polvere
- Sale e pepe nero q.b.

Ingredienti per il condimento (personalizzabile):

- Salsa di pomodoro a basso contenuto di carboidrati
- Formaggio mozzarella grattugiato
- Salumi a basso contenuto di carboidrati (come prosciutto cotto o salame)
- Verdure a basso contenuto di carboidrati (come pomodori, peperoni, olive)
- Basilico fresco per guarnire

Istruzioni:

- Preriscalda il forno a 220°C.
- Trita finemente la cavolfiore o usa un robot da cucina per ottenere una consistenza simile a quella del riso.
- Cuoci la cavolfiore tritata al vapore fino a quando è tenera. Lascia raffreddare e poi strizza l'acqua in eccesso utilizzando un canovaccio pulito.
- In una ciotola, mescola la cavolfiore strizzata con mozzarella grattugiato, uovo, origano, aglio in polvere, sale e pepe. Ottieni un impasto omogeneo.
- Stendi l'impasto su una teglia rivestita di carta da forno, formando una crosta sottile.
- Cuoci la crosta nel forno preriscaldato per circa 15-20 minuti o fino a quando è dorata.

- Rimuovi la crosta dal forno e aggiungi il condimento a tuo piacimento: salsa di pomodoro, formaggio, salumi e verdure a basso contenuto di carboidrati.
- Metti di nuovo la pizza in forno e cuoci per altri 10-15 minuti o fino a quando il formaggio è fuso e dorato.
- Guarnisci con basilico fresco prima di servire.
- Taglia la pizza e goditi la tua deliziosa pizza chetogenica con crosta di cavolfiore!

61.Insalata di pollo con yogurt greco alla menta.

Ingredienti per il pollo:

- 500 g di petto di pollo, cotto e tagliato a cubetti
- 2 cucchiai di olio d'oliva extra vergine
- Succo di 1 limone
- 2 spicchi d'aglio, tritati
- 1 cucchiaino di origano secco
- Sale e pepe nero q.b.

Per l'insalata:

- 2 tazze di foglie di lattuga o rucola
- 1 cetriolo, tagliato a fette sottili
- 1 tazza di pomodorini ciliegini, tagliati a metà
- 1/2 cipolla rossa, affettata sottilmente
- 1 tazza di olive nere, snocciolate
- 200 g di formaggio feta, tagliato a cubetti

Per la salsa allo yogurt alla menta:

- 1 tazza di yogurt greco intero
- 2 cucchiai di menta fresca, tritata finemente
- Succo di 1/2 limone
- Sale e pepe nero q.b.

Istruzioni:

- In una ciotola, marinare il petto di pollo con olio d'oliva, succo di limone, aglio tritato, origano, sale e pepe. Lasciare marinare per almeno 30 minuti.
- Cuocere il pollo in una padella fino a quando è ben cotto e dorato.
- In una grande insalatiera, combinare le foglie di lattuga o rucola, cetriolo, pomodorini ciliegini, cipolla rossa, olive nere e formaggio feta.
- Aggiungere il pollo cotto sopra l'insalata.
- In una piccola ciotola, mescolare lo yogurt greco con menta fresca, succo di limone, sale e pepe per preparare la salsa alla menta.
- Servire l'insalata di pollo greco con la salsa allo yogurt alla menta versata sopra.

Questa ricetta è ricca di proteine e grassi sani, adatta per chi segue una dieta chetogenica. Puoi personalizzare l'insalata aggiungendo altri ingredienti a basso contenuto di carboidrati secondo le tue preferenze.

62.Pollo alle olive e limone.

Ingredienti:

- 4 petti di pollo, senza pelle e disossati
- Sale e pepe nero q.b.
- 2 cucchiai di olio d'oliva extra vergine
- 3 spicchi d'aglio, tritati
- 1 tazza di olive nere, snocciolate
- 1 limone, tagliato a fette sottili
- 1 tazza di brodo di pollo
- 1 cucchiaino di rosmarino fresco, tritato (o 1/2 cucchiaino di rosmarino secco)
- 1 cucchiaino di prezzemolo fresco, tritato
- 1/2 tazza di vino bianco secco (opzionale)

Istruzioni:

- Preriscalda il forno a 180°C.
- Salare e pepare i petti di pollo da entrambi i lati.
- In una padella resistente al forno, riscalda l'olio d'oliva a fuoco medio-alto. Aggiungi i petti di pollo e rosolali da entrambi i lati fino a quando sono dorati. Trasferisci il pollo su un piatto.

- Nella stessa padella, aggiungi l'aglio tritato e rosolalo per circa 1 minuto fino a quando diventa aromatico.
- Aggiungi le olive, le fette di limone, il rosmarino e il prezzemolo. Mescola bene.
- Posiziona i petti di pollo sopra le olive e limone nella padella.
- Versa il brodo di pollo e il vino bianco (se usato) sulla padella. Porta il tutto a ebollizione.
- Trasferisci la padella nel forno preriscaldato e cuoci per circa 20-25 minuti o fino a quando il pollo è cotto completamente.
- Servi il pollo alle olive e limone con il sughetto ottenuto dalla cottura.

Questa ricetta è ricca di sapori mediterranei e offre un'opzione deliziosa per chi segue una dieta chetogenica. Puoi accompagnare questo piatto con contorni a basso contenuto di carboidrati come verdure grigliate o insalata.

63.Insalata di soia alla thai con pollo.

Ingredienti per l'insalata:

- 200 g di fettuccine di soia (shirataki o tofu)
- 300 g di petto di pollo, cotto e tagliato a strisce sottili
- 1 peperone rosso, tagliato a strisce
- 1 carota, tagliata a julienne
- 1 cetriolo, tagliato a fette sottili
- 1 tazza di germogli di soia

Per la salsa Thai:

- 3 cucchiai di salsa di soia a basso contenuto di sodio
- 2 cucchiai di olio di sesamo
- 1 cucchiaio di aceto di riso
- 1 cucchiaio di succo di lime
- 1 cucchiaio di zenzero fresco, grattugiato
- 1 spicchio d'aglio, tritato
- 1 cucchiaino di peperoncino rosso fresco, tritato (opzionale)
- Edulcorante a piacere (come eritritolo o stevia) per dolcificare leggermente

Istruzioni:

- Cuoci le fettuccine di soia seguendo le istruzioni sulla confezione. Lasciale raffreddare.
- In una grande ciotola, mescola le fettuccine di soia con il pollo, il peperone rosso, la carota, il cetriolo e i germogli di soia.
- In un'altra ciotola, prepara la salsa Thai mescolando salsa di soia, olio di sesamo, aceto di riso, succo di lime, zenzero grattugiato, aglio tritato, peperoncino rosso (se desiderato) e dolcificante a piacere.
- Versa la salsa sopra l'insalata e mescola bene per distribuire uniformemente il condimento.
- Lascia l'insalata in frigorifero per almeno 30 minuti per consentire ai sapori di amalgamarsi.
- Servi l'Insalata di soia alla thai con pollo come pasto leggero e saporito, perfetto per una dieta chetogenica.

Questa ricetta è ricca di proteine e povera di carboidrati, adatta per chi segue una dieta chetogenica. Puoi personalizzare l'insalata aggiungendo altre verdure a basso contenuto di carboidrati a tua scelta.

64.Polpette di ricotta e spinaci.

Ingredienti:

- 250 g di ricotta fresca
- 200 g di spinaci freschi, cotti e tritati finemente
- 1 uovo
- 1/2 tazza di parmigiano reggiano grattugiato
- 1/4 di tazza di farina di mandorle
- 2 cucchiai di prezzemolo fresco, tritato
- 1 spicchio d'aglio, tritato
- Sale e pepe nero q.b.
- Olio d'oliva extra vergine per la cottura

Istruzioni:

- In una ciotola, mescola la ricotta con gli spinaci cotti, l'uovo, il parmigiano reggiano, la farina di mandorle, il prezzemolo, l'aglio, il sale e il pepe. Mescola bene fino a ottenere un composto omogeneo.
- Riscalda una padella antiaderente con un po' di olio d'oliva a fuoco medio.
- Con le mani leggermente bagnate, forma delle polpette con il composto di ricotta e spinaci.
- Cuoci le polpette in padella fino a quando sono dorate su tutti i lati.
- Scolale su carta assorbente per rimuovere l'olio in eccesso.
- Servi le polpette di ricotta e spinaci come antipasto o piatto principale, magari accompagnate da una salsa a base di pomodoro a basso contenuto di carboidrati o con una salsa allo yogurt e erbe.

Queste polpette sono ricche di proteine e adatte a una dieta chetogenica grazie all'assenza o alla riduzione dei carboidrati nella ricetta. Puoi personalizzare la ricetta aggiungendo spezie o erbe a tuo piacere.

65.Polpette di tonno e zucchine.

Ingredienti:

- 2 lattine di tonno, sgocciolate
- 1 zucchina media, grattugiata
- 1 uovo
- 1/4 di tazza di parmigiano reggiano grattugiato
- 2 cucchiai di farina di cocco (o mandorle)
- 1 spicchio d'aglio, tritato
- 2 cucchiai di prezzemolo fresco, tritato
- Sale e pepe nero q.b.
- Olio d'oliva extra vergine per la cottura

Istruzioni:

- In una ciotola, mescola il tonno sgocciolato con la zucchina grattugiata, l'uovo, il parmigiano reggiano, la farina di cocco, l'aglio, il prezzemolo, il sale e il pepe. Mescola bene fino a ottenere un composto omogeneo.
- Con le mani leggermente umide, forma delle polpette con il composto.

- Riscalda una padella antiaderente con un po' di olio d'oliva a fuoco medio.
- Cuoci le polpette di tonno e zucchine fino a quando sono dorate su tutti i lati.
- Scolale su carta assorbente per rimuovere l'olio in eccesso.
- Servi le polpette di tonno e zucchine come antipasto o piatto principale, magari accompagnate con una salsa a base di maionese e lime.

Queste polpette sono adatte a una dieta chetogenica, grazie alla combinazione di tonno ricco di proteine e zucchine a basso contenuto di carboidrati. Puoi sperimentare con le spezie e le erbe per personalizzare il sapore secondo i tuoi gusti.

66.Zuppa di pesce chetogenica.

Ingredienti:

- 500 g di mix di frutti di mare (calamari, gamberi, cozze, vongole, etc.)
- 400 g di filetto di pesce bianco (merluzzo, branzino, etc.), tagliato a pezzi
- 1 cipolla, tritata
- 2 spicchi d'aglio, tritati
- 1 peperone rosso, tagliato a pezzetti
- 1 gambo di sedano, tritato
- 1 carota, tagliata a rondelle sottili
- 1 scatola (400g) di pomodori pelati, schiacciati
- 1 tazza di brodo di pesce o vegetale
- 1/2 tazza di vino bianco secco (opzionale)
- 2 cucchiai di olio d'oliva extra vergine
- 1 cucchiaino di origano secco
- 1 cucchiaino di prezzemolo secco
- Sale e pepe nero q.b.
- Peperoncino rosso tritato (opzionale, per un tocco piccante)
- Prezzemolo fresco, tritato (per guarnire)

Istruzioni:

- In una pentola capiente, riscalda l'olio d'oliva. Aggiungi cipolla, aglio, peperone rosso, sedano e carota. Cuoci fino a quando le verdure diventano tenere.
- Aggiungi i pomodori pelati schiacciati e il vino bianco (se usato). Lascia cuocere per qualche minuto per far evaporare l'alcol.
- Versa il brodo di pesce o vegetale nella pentola e aggiungi origano, prezzemolo, sale, pepe e peperoncino rosso (se desiderato). Mescola bene.
- Porta la zuppa a ebollizione, poi riduci la fiamma e lascia cuocere a fuoco lento per circa 15-20 minuti.
- Aggiungi i frutti di mare e il pesce bianco. Cuoci per altri 5-8 minuti o fino a quando i frutti di mare sono cotti e il pesce si sfalda facilmente.
- Assaggia la zuppa e aggiusta di sale e pepe secondo i tuoi gusti.
- Servi la zuppa di pesce chetogenica calda, guarnita con prezzemolo fresco tritato.

Questa zuppa di pesce è ricca di sapori del mare ed è adatta per una dieta chetogenica grazie all'assenza di ingredienti ad alto contenuto di carboidrati. Puoi personalizzarla aggiungendo altri frutti di mare o spezie a tuo piacimento.

67.Zuppa di funghi chetogenica.

Ingredienti:

- 500 g di funghi misti (porcini, champignon, shiitake, ecc.), puliti e affettati
- 1 cipolla, tritata
- 2 spicchi d'aglio, tritati
- 2 cucchiai di burro
- 4 tazze di brodo di verdure o brodo di funghi
- 1 tazza di panna da cucina (senza zuccheri aggiunti)
- 1/4 di tazza di formaggio parmigiano reggiano grattugiato
- 1/4 di tazza di prezzemolo fresco, tritato
- Sale e pepe nero q.b.
- Noce moscata (opzionale)

Istruzioni:

- In una pentola capiente, sciogli il burro a fuoco medio. Aggiungi la cipolla e l'aglio tritati e cuoci fino a quando diventano traslucidi.
- Aggiungi i funghi affettati e cuoci fino a quando rilasciano i loro succhi e diventano dorati.
- Versa il brodo di verdure o brodo di funghi nella pentola. Porta ad ebollizione, poi riduci la fiamma e lascia cuocere a fuoco lento per circa 15-20 minuti.
- Riduci il calore a basso e aggiungi la panna da cucina. Mescola bene.
- Aggiungi il parmigiano grattugiato e continua a mescolare fino a quando il formaggio si è completamente fuso nella zuppa.
- Aggiusta di sale e pepe a piacere. Se desideri, aggiungi una spolverata di noce moscata.
- Lascia cuocere a fuoco lento per altri 5-10 minuti per far amalgamare i sapori.
- Prima di servire, aggiungi il prezzemolo fresco tritato come guarnizione.
- Servi la zuppa di funghi chetogenica calda e goditi la sua cremosità e sapore ricco.

Questa zuppa di funghi è una scelta deliziosa per chi segue una dieta chetogenica, essendo ricca di grassi buoni e bassa in carboidrati. Puoi adattare la ricetta secondo i tuoi gusti, aggiungendo altre varietà di funghi o spezie.

68. Insalata di tempeh alla griglia con avocado.

Ingredienti:

- 200 g di tempeh, tagliato a fette sottili
- 1 avocado maturo, tagliato a fette
- 1 tazza di broccoli, cotti al vapore e tagliati a pezzi
- 1 peperone rosso, tagliato a strisce sottili
- 1 cetriolo, tagliato a fette sottili
- 2 cucchiai di olio d'oliva extra vergine
- Succo di 1 lime
- 1 spicchio d'aglio, tritato finemente
- 1 cucchiaio di tamari o salsa di soia a basso contenuto di sodio
- 1 cucchiaino di zenzero fresco grattugiato
- 1 cucchiaio di semi di sesamo tostati (opzionale)
- Sale e pepe nero q.b.

- Foglie di basilico fresco per guarnire

Istruzioni:

- In una ciotola, mescola insieme l'olio d'oliva, il succo di lime, l'aglio tritato, il tamari (o salsa di soia), lo zenzero grattugiato, il sale e il pepe.
- Aggiungi le fette di tempeh alla marinata e lasciale marinare per almeno 30 minuti.
- Riscalda una griglia o una padella antiaderente a fuoco medio-alto. Cuoci le fette di tempeh per 2-3 minuti per lato o fino a quando sono dorate e croccanti.
- In una grande insalatiera, disporre il tempeh grigliato sopra gli ingredienti freschi: avocado, broccoli, peperone rosso e cetriolo.
- Versa eventuali rimanenze di marinata sulla tua insalata come condimento aggiuntivo.
- Guarnisci con semi di sesamo tostati (se desiderato) e foglie di basilico fresco.
- Servi l'insalata di tempeh alla griglia con avocado come piatto principale leggero e saporito.

Questa ricetta è adatta per una dieta chetogenica, poiché il tempeh è un'ottima fonte di proteine e grassi sani, mentre gli ingredienti freschi forniscono fibra e nutrienti essenziali.

69. Wrap di tempeh con insalata di cavolo rosso e salsa allo yogurt avocado.

Ingredienti:

Per il tempeh alla griglia:

- 200 g di tempeh, tagliato a fette sottili
- 2 cucchiai di olio d'oliva extra vergine
- 1 cucchiaino di paprika dolce
- 1 cucchiaino di cumino in polvere
- Sale e pepe nero q.b.

Per l'insalata di cavolo rosso:

- 1 tazza di cavolo rosso, tagliato a julienne

- 1 carota, grattugiata
- 1/4 di tazza di cipolla rossa, affettata sottilmente
- 2 cucchiai di aceto di mele
- 1 cucchiaio di olio d'oliva extra vergine
- Sale e pepe nero q.b.

Per la salsa allo yogurt avocado:

- 1 avocado maturo, sbucciato e privato del nocciolo
- 1/2 tazza di yogurt greco intero
- Succo di 1 lime
- 1 spicchio d'aglio, tritato
- Sale e pepe nero q.b.

Per il wrap:

- Foglie di lattuga o tortillas a basso contenuto di carboidrati (opzionale)

Istruzioni:

- Preriscalda una griglia o una padella antiaderente.
- In una ciotola, mescola il tempeh con olio d'oliva, paprika, cumino, sale e pepe. Griglia il tempeh fino a quando è dorato su entrambi i lati.
- In un'altra ciotola, prepara l'insalata di cavolo rosso mescolando il cavolo, la carota, la cipolla rossa, l'aceto di mele, l'olio d'oliva, sale e pepe.
- Per la salsa allo yogurt avocado, frulla l'avocado, lo yogurt greco, il succo di lime, l'aglio, sale e pepe fino a ottenere una consistenza cremosa.
- Se desideri, scaldi le foglie di lattuga sulla griglia per pochi secondi.
- Assembla i wrap mettendo le foglie di lattuga o le tortillas a basso contenuto di carboidrati, aggiungendo il tempeh alla griglia, l'insalata di cavolo rosso e la salsa allo yogurt avocado.
- Arrotola i wrap e tagliali a metà.
- Servi i wrap di tempeh con insalata di cavolo e salsa allo yogurt avocado come pranzo leggero e gustoso.

Questa ricetta è adatta per una dieta chetogenica grazie alla presenza di tempeh, verdure a basso contenuto di carboidrati e una salsa allo yogurt avocado ricca di grassi sani.

70.Filetto di agnello con salsa di rosmarino e verdure al forno.

Ingredienti:

- 4 filetti di agnello
- Sale e pepe nero q.b.
- 2 cucchiai di olio d'oliva extra vergine

Per la salsa di rosmarino:

- 2 cucchiai di rosmarino fresco, tritato
- 3 cucchiai di olio d'oliva extra vergine
- Succo di 1 limone
- Sale e pepe nero q.b.

Per le verdure al forno:

- 1 cavolfiore, diviso in cimette
- 1 broccolo, diviso in cimette
- 2 zucchine, tagliate a rondelle
- 1 peperone rosso, tagliato a strisce
- 3 cucchiai di olio d'oliva extra vergine
- Sale e pepe nero q.b.
- 1 cucchiaino di paprika
- 1 cucchiaino di aglio in polvere

Istruzioni:

- Preriscalda il forno a 200°C.
- In una ciotola, condisci i filetti di agnello con sale, pepe e olio d'oliva. Lascia marinare per almeno 30 minuti.
- Adagia i filetti di agnello su una griglia calda e cuoci per 3-4 minuti per lato o fino a raggiungere la cottura desiderata. Lascia riposare prima di servire.

- Per la salsa di rosmarino, mescola il rosmarino tritato con olio d'oliva, succo di limone, sale e pepe. Versa la salsa sui filetti di agnello.
- Per le verdure al forno, disponi le cimette di cavolfiore e broccolo, le rondelle di zucchina e le strisce di peperone su una teglia. Condisci con olio d'oliva, sale, pepe, paprika e aglio in polvere. Mescola bene.
- Cuoci le verdure in forno preriscaldato per circa 20-25 minuti o fino a quando sono tenere e leggermente dorate.
- Servi i filetti di agnello con la salsa di rosmarino accompagnati dalle verdure al forno.

Questa ricetta offre un piatto principale gustoso e ricco di proteine grazie all'agnello, abbinato a verdure a basso contenuto di carboidrati. È una scelta adatta per una dieta chetogenica.

71. Agnello alla menta con cavolfiore gratinato.

Ingredienti:

- 4 bistecche di agnello
- Sale e pepe nero q.b.
- 2 cucchiai di olio d'oliva extra vergine

Per la marinata alla menta:

- 2 cucchiai di menta fresca, tritata
- 2 spicchi d'aglio, tritati
- Succo di 1 limone
- 3 cucchiai di olio d'oliva extra vergine

Per il cavolfiore gratinato:

- 1 cavolfiore, diviso in cimette
- 1 tazza di panna da cucina
- 1 tazza di formaggio cheddar grattugiato
- 2 cucchiai di burro
- 1/2 cucchiaino di noce moscata
- Sale e pepe nero q.b.

Istruzioni:

- Preriscalda il forno a 200°C.
- Condisci le bistecche di agnello con sale, pepe e olio d'oliva. Lascia marinare con gli ingredienti della marinata per almeno 30 minuti.
- Grilla le bistecche di agnello per 3-4 minuti per lato o fino a cottura desiderata.
- Nel frattempo, cuoci le cimette di cavolfiore al vapore fino a quando sono tenere ma ancora croccanti.
- Per il gratinato, fai sciogliere il burro in una pentola, aggiungi la panna, il formaggio, la noce moscata, sale e pepe. Mescola fino a ottenere una salsa cremosa.
- Disponi le bistecche di agnello su un piatto e accompagna con il cavolfiore gratinato.

Questa ricetta offre un piatto principale delizioso e ricco di grassi sani grazie all'agnello, accoppiato con un contorno di cavolfiore gratinato, adatto a una dieta chetogenica.

72.Frittata alle erbe con avocado e pomodori secchi.

Ingredienti:

- 4 uova
- 2 cucchiai di panna da cucina
- 1 cucchiaio di burro
- 2 cucchiai di erbe fresche tritate (prezzemolo, basilico, erba cipollina, rosmarino)
- Sale e pepe nero q.b.
- 1 avocado maturo, affettato
- 4-6 pomodori secchi sott'olio, tagliati a strisce
- Formaggio feta (opzionale)

Istruzioni:

- In una ciotola, sbatti le uova con la panna. Aggiungi le erbe tritate, sale e pepe.
- In una padella antiaderente, sciogli il burro a fuoco medio.
- Versa la miscela di uova nella padella e cuoci a fuoco medio-basso fino a quando il bordo inizia a rapprendersi.

- Con una spatola, solleva delicatamente i bordi per far colare l'uovo non cotto sulla parte inferiore.
- Quando la frittata è quasi cotta ma ancora un po' umida sulla superficie, aggiungi gli avocado affettati e i pomodori secchi.
- Se desideri, aggiungi formaggio feta sbriciolato sulla parte superiore.
- Piegati a metà la frittata e continua a cuocere fino a quando è cotta completamente e ha ottenuto un bel colore dorato.
- Servi la frittata alle erbe con avocado e pomodori secchi come piatto principale chetogenico e nutriente.

Questa ricetta è ricca di grassi sani e proteine, adatta per una dieta chetogenica. Puoi personalizzarla aggiungendo altre erbe fresche o ingredienti a basso contenuto di carboidrati a tuo piacere.

73.Peperoni verdi ripieni chetogenici.

Ingredienti:

- 4 peperoni verdi
- 300g di carne macinata (manzo, maiale, pollo o tacchino)
- 1/2 cipolla, tritata finemente
- 2 spicchi d'aglio, tritati
- 1 tazza di spinaci freschi, tritati
- 1/2 tazza di formaggio cheddar grattugiato
- 1/2 tazza di salsa di pomodoro a basso contenuto di carboidrati
- 2 cucchiai di olio d'oliva extra vergine
- Sale e pepe nero q.b.
- Formaggio grattugiato (opzionale, per la copertura)

Istruzioni:

- Preriscalda il forno a 200°C.
- Taglia i peperoni a metà nel senso della lunghezza, rimuovi i semi e le membrane.
- In una padella, riscalda l'olio d'oliva e cuoci la cipolla e l'aglio fino a quando sono dorati.
- Aggiungi la carne macinata e cuoci fino a quando è ben cotta. Aggiungi gli spinaci freschi e cuoci fino a quando sono appassiti.
- Incorpora la salsa di pomodoro, sale e pepe. Cuoci per qualche minuto.

- Riempi i peperoni con il composto di carne e spinaci.
- Disponi i peperoni ripieni in una teglia e cospargi il formaggio grattugiato sulla parte superiore (opzionale).
- Cuoci in forno per circa 20-25 minuti o fino a quando i peperoni sono teneri.
- Servi i peperoni ripieni chetogenici caldi.

Questa ricetta è ricca di proteine, grassi sani e fibre, rendendola adatta per una dieta chetogenica. Puoi adattare gli ingredienti in base alle tue preferenze.

74. Roulè di zucchine con stracchino e pomodorini secchi.

- Zucchine: circa 4-5 zucchine medie, tagliate a fette sottili.
- Stracchino: circa 150-200 grammi, a seconda di quanto desideri aggiungere.
- Pomodorini secchi: circa 1/2 tazza (circa 50 grammi), tagliati a strisce.

Taglia sottili fette di zucchine e grigliale brevemente. Stendi le fette su un piano e spalma uno strato sottile di stracchino su ciascuna. Aggiungi pomodorini secchi tagliati a strisce. Arrotola le zucchine farcite formando dei roulè. Adagiali su una teglia e cuoci in forno a 180°C per circa 15-20 minuti, finché le zucchine sono tenere. Servi come antipasto o contorno chetogenico. Lo stracchino aggiunge cremosità, mentre i pomodorini secchi donano un tocco di sapore intenso. Una delizia leggera e ricca di grassi buoni per soddisfare le esigenze di una dieta chetogenica.

75. Pasta di zucchine con sugo di pomodoro e sgombro.

Ingredienti per "Pasta di zucchine con sugo di pomodoro e sgombro" (2 porzioni):

- 4 zucchine medie
- 200 g di sgombro in scatola, sgocciolato
- 400g di pomodori pelati
- 2 cucchiai di olio d'oliva extra vergine
- 1 cipolla, tritata
- 2 spicchi d'aglio, tritati
- Pepe nero q.b.

- Origano secco q.b.
- Basilico fresco q.b.
- Prezzemolo fresco, tritato q.b.
- Sale q.b.

Istruzioni:

- Utilizza uno spiralizzatore per creare spaghetti di zucchine.
- In una padella, scaldare l'olio d'oliva e soffriggere la cipolla e l'aglio.
- Aggiungere i pomodori pelati, spezzandoli con una spatola. Cuocere a fuoco lento per circa 15-20 minuti.
- Integrare lo sgombro sgocciolato nella salsa e cuocere per altri 5-7 minuti.
- Aggiungere pepe nero, origano e sale a piacere.
- Condire gli spaghetti di zucchine con il sugo preparato.
- Cospargere con basilico fresco e prezzemolo prima di servire.

76.Cotolette di maiale con salsa di funghi e cavolfiore gratinato.

Ingredienti per le cotolette di maiale:

- 4 cotolette di maiale
- Sale e pepe nero q.b.
- 2 uova, sbattute
- 1 tazza di farina di mandorle o cocco
- Olio d'oliva extra vergine per friggere

Per la salsa di funghi:

- 200 g di funghi misti, affettati
- 2 cucchiai di burro
- 1/2 tazza di panna da cucina
- 2 spicchi d'aglio, tritati
- Prezzemolo fresco tritato
- Sale e pepe nero q.b.

Per il cavolfiore gratinato:

- 1 cavolfiore, diviso in cimette

- 1 tazza di formaggio cheddar grattugiato
- 1/2 tazza di panna da cucina
- 2 cucchiai di burro
- Sale e pepe nero q.b.

Istruzioni:

- Prepara le cotolette di maiale: salate e pepate le cotolette, passale nella farina di mandorle o cocco, immergile nelle uova sbattute e friggile in olio d'oliva fino a doratura.
- Per la salsa di funghi: in una padella, sciogli il burro, aggiungi l'aglio e i funghi. Cuoci finché i funghi sono teneri, poi aggiungi la panna. Condisci con prezzemolo, sale e pepe.
- Per il cavolfiore gratinato: cuoci le cimette di cavolfiore al vapore. In una teglia, mescola il cavolfiore con formaggio, panna, burro, sale e pepe. Gratinare in forno.
- Servi le cotolette di maiale con la salsa di funghi sopra e il cavolfiore gratinato come contorno.

Questa ricetta chetogenica è ricca di proteine e grassi sani, con il maiale come fonte proteica e il cavolfiore gratinato come alternativa a basso contenuto di carboidrati.

77.Insalata di sardine e avocado con vinaigrette al limone.

Ingredienti:

- 2 lattine di sardine in olio d'oliva, sgocciolate
- 2 avocado, tagliati a cubetti
- 1 cetriolo, tagliato a rondelle sottili
- 1 peperone rosso, tagliato a strisce
- Mix di insalata a foglie verdi (lattuga, rucola, spinaci, ecc.)

Per la vinaigrette al limone:

- 3 cucchiai di olio d'oliva extra vergine
- Succo di 1 limone
- 1 cucchiaino di senape di Dijon
- 1 spicchio d'aglio, tritato
- Sale e pepe nero q.b.

Istruzioni:

- Disponi le foglie di insalata su un piatto o in una ciotola.
- Aggiungi le sardine sgocciolate, i cubetti di avocado, le rondelle di cetriolo e le strisce di peperone.
- In una piccola ciotola, prepara la vinaigrette mescolando l'olio d'oliva, il succo di limone, la senape di Dijon, l'aglio tritato, sale e pepe.
- Versa la vinaigrette sulla tua insalata.
- Mescola delicatamente per distribuire bene i sapori.
- Servi l'insalata di sardine e avocado come pasto leggero e ricco di grassi sani.

Questa ricetta è ricca di acidi grassi omega-3 provenienti dalle sardine e di grassi salutari dall'avocado, rendendola ideale per una dieta chetogenica.

78.Spaghetti di zucchine con gamberetti e pesto di lime.

Ingredienti:

- 4 zucchine medie, spiralizzate
- 300g di gamberetti, puliti
- 1 avocado maturo
- 1 lime, scorza e succo
- 2 cucchiai di noci pecan, tostate
- 2 cucchiai di olio d'oliva extra vergine
- 1 spicchio d'aglio, tritato
- Sale e pepe nero q.b.
- Peperoncino rosso fresco (opzionale)
- Prezzemolo fresco, tritato, per guarnire

Istruzioni:

- In una padella, scaldare l'olio d'oliva e soffriggere l'aglio fino a quando è dorato.
- Aggiungere i gamberetti e cuocere fino a quando sono rosati. Aggiustare di sale e pepe. Aggiungere peperoncino fresco tritato se desiderato.

- Nel frullatore, combinare l'avocado, la scorza e il succo di lime, e le noci pecan tostate. Frullare fino a ottenere una consistenza cremosa.
- In una grande ciotola, mescolare gli spaghetti di zucchine con i gamberetti e aggiungere il pesto di lime.
- Servire gli spaghetti di zucchine con gamberetti e pesto di lime, guarnendo con prezzemolo fresco tritato.

Questa variante della ricetta utilizza un pesto di lime per aggiungere un tocco fresco e citrico alla pietanza, mantenendo comunque una profondità di sapore perfetta per una dieta chetogenica.

79.Insalata di spinaci con bacon e avocado.

Ingredienti:

- 200 g di spinaci freschi
- 150 g di bacon, tagliato a dadini e cotto croccante
- 1 avocado maturo, tagliato a cubetti
- 1/4 di tazza di noci pecan, tostate
- Formaggio feta sbriciolato (opzionale)
- Olio d'oliva extra vergine
- Aceto di mele
- Sale e pepe nero q.b.

Istruzioni:

- In una grande ciotola, unisci gli spinaci freschi, il bacon croccante, i cubetti di avocado e le noci pecan tostate.
- Aggiungi formaggio feta sbriciolato a piacere (opzionale).
- Condisci l'insalata con olio d'oliva extra vergine, aceto di mele, sale e pepe nero. Mescola bene.
- Servi immediatamente come contorno o come pasto leggero.

Variante: Puoi anche creare un dressing cremoso con avocado, maionese a base di olio d'oliva, aglio e lime per arricchire ulteriormente il piatto.

80.Avocado ripieno con uova strapazzate e salame piccante.

Ingredienti (per 2 porzioni):

- 2 avocado maturi
- 4 uova
- 100g di salame piccante a fette
- Pepe nero macinato q.b.
- Prezzemolo fresco tritato (per guarnire)

Istruzioni:

- Taglia gli avocado a metà e rimuovi il nocciolo.
- In una padella, cuoci le fette di salame piccante fino a renderle croccanti. Scolale su carta assorbente.
- Sbatti le uova in una ciotola.
- In una padella, cuoci le uova sbattute fino a ottenere delle uova strapazzate.
- Aggiungi il salame croccante alle uova strapazzate e mescola bene.
- Riempi le cavità degli avocado con il misto di uova e salame.
- Completa con pepe nero macinato e prezzemolo fresco tritato per guarnire.

Questa ricetta offre un piatto gustoso, ricco di grassi sani e proteine, ideale per una dieta chetogenica. Puoi adattare le dosi in base alle tue preferenze.

81. Uova sode alla diavola con guacamole.

Ingredienti:

- 6 uova sode, tagliate a metà
- 2 avocado maturi
- Succo di 1 lime
- 1 pomodoro, tritato
- 1/4 di cipolla rossa, tritata finemente
- Peperoncino rosso fresco, tritato (a piacere)
- Prezzemolo fresco, tritato (per guarnire)
- Sale e pepe nero q.b.

Istruzioni:

- Prepara le uova sode e tagliale a metà nel senso della lunghezza.
  Rimuovi i tuorli e mettili in una ciotola.
- In un'altra ciotola, schiaccia gli avocado e mescola con il succo di
  lime, pomodoro, cipolla rossa, peperoncino, sale e pepe, creando
  un guacamole.
- Riempi i tuorli delle uova con il guacamole, creando un ripieno
  abbondante.
- Guarnisci con peperoncino fresco tritato e prezzemolo fresco.
- Servi le uova alla diavola con guacamole come antipasto o
  spuntino chetogenico.

Questa ricetta offre un connubio di sapori piccanti e cremosi, rendendola
perfetta per la dieta chetogenica. Puoi regolare la quantità di peperoncino in
base alle tue preferenze di piccantezza.

82.Cracker ai semi di lino chetogenici.

Ingredienti:

- 1 tazza di semi di lino
- 1/2 tazza di acqua
- 1 cucchiaino di sale
- 1 cucchiaino di spezie a scelta (es. rosmarino, origano, semi di
  papavero)
- 1/2 cucchiaino di aglio in polvere (opzionale)

Istruzioni:

- Riscalda il forno a 150°C e rivesti una teglia con carta da forno.
- In una ciotola, mescola i semi di lino con l'acqua e lascia riposare
  per almeno 15-20 minuti fino a quando la miscela diventa
  gelatinosa.
- Aggiungi il sale, le spezie e l'aglio in polvere alla miscela di semi
  di lino e mescola bene.
- Stendi uniformemente il composto sulla teglia preparata, cercando
  di creare uno strato sottile.
- Cuoci in forno per circa 30-35 minuti o fino a quando i bordi sono
  dorati. Durante la cottura, puoi tagliare i cracker con un coltello per
  ottenere la forma desiderata.
- Lascia raffreddare completamente prima di spezzare i cracker.

Questi cracker ai semi di lino sono ricchi di fibre, grassi sani e perfetti per la dieta chetogenica. Puoi gustarli da soli o accompagnati con formaggi a basso contenuto di carboidrati o salse a base di avocado.

83.Patatine fritte di verdura chetogeniche.

Ingredienti:

- 1 zucchina grande
- 1 melanzana media
- 1 cavolfiore medio
- 2 cucchiai di olio d'oliva
- Sale e pepe nero q.b.
- Paprika (opzionale)

Istruzioni:

Per preparare le patatine fritte di verdura chetogeniche, inizia tagliando zucchina, melanzana e cavolfiore. Cuoci il cavolfiore al vapore per 3-4 minuti. Salare leggermente le altre verdure, asciugarle e condirle con olio, pepe e paprika. Friggile in padella con olio caldo fino a doratura (circa 5-7 minuti). Scola su carta assorbente e servi calde con una salsa a base di maionese e erbe aromatiche, se preferisci. Buon appetito!

84.Patè chetogenico.

Ingredienti:

- 150 g di fegato di pollo (o di manzo)
- 2 cucchiai di burro non salato
- 1 piccola cipolla, tritata finemente
- 2 spicchi d'aglio, tritati
- Sale e pepe nero q.b.
- Erbe aromatiche a piacere (rosmarino, timo, prezzemolo)
- 2 cucchiai di brandy o vino bianco secco (opzionale)

Istruzioni:
Per preparare il patè chetogenico, inizia pulendo e tagliando il fegato a pezzi. In una padella, soffriggi cipolla e aglio in burro fino a doratura, quindi aggiungi il fegato e cuoci finché è cotto ma leggermente rosato

all'interno. Trasferisci il fegato cotto in un mixer e aggiungi burro, erbe aromatiche, sale, pepe e opzionalmente brandy o vino bianco. Frulla fino a ottenere una consistenza cremosa. Lascia raffreddare il patè e conserva in frigorifero. Servi freddo con verdure a basso contenuto di carboidrati.

85.Pancetta e formaggio.

Ingredienti:

- Fette di pancetta (quantità a piacere)
- Formaggio a pasta dura (cheddar, gouda, parmigiano, ecc.)
- Pepe nero macinato (opzionale)
- Erbe aromatiche fresche o secche (rosmarino, timo, prezzemolo - a piacere)

Istruzioni:

- Preparazione degli Ingredienti: Disponi le fette di pancetta su una teglia foderata con carta da forno. Taglia il formaggio a fette sottili.
- Cottura della Pancetta: Cuoci la pancetta in forno preriscaldato a 200°C per circa 10-15 minuti, o finché diventa croccante. Puoi girare la pancetta a metà cottura per una doratura uniforme.
- Cottura del Formaggio: Disponi le fette di formaggio su un'altra teglia foderata con carta da forno. Cuoci in forno per 5-7 minuti o fino a quando il formaggio diventa dorato e croccante sui bordi.
- Assemblaggio: Sforna la pancetta e il formaggio. Aggiungi pepe nero macinato e erbe aromatiche fresche o secche, se desiderato.
- Servizio: Disponi le fette di pancetta su un piatto e guarnisci con le fette di formaggio croccante. Servi come snack chetogenico delizioso e ricco di proteine.

86.Sgombro e formaggio.

Ingredienti:

- Filetti di sgombro (in olio o al naturale)
- Formaggio a pasta dura (cheddar, gouda, parmigiano, ecc.)
- Pepe nero macinato (opzionale)

- Erbe aromatiche fresche o secche (rosmarino, timo, prezzemolo - a piacere)

Istruzioni:

- Preparazione degli Ingredienti: Apri la scatola di sgombro e scola l'olio se necessario. Taglia il formaggio a fette sottili.
- Cottura dello sgombro: se preferisci lo sgombro caldo, puoi scaldarlo in padella per 2-3 minuti su ogni lato, altrimenti procedi con il passo successivo.
- Cottura del formaggio: disponi le fette di formaggio su una teglia foderata con carta da forno. Cuoci in forno preriscaldato a 200°C per 5-7 minuti o fino a quando il formaggio diventa dorato e croccante sui bordi.
- Assemblaggio: posiziona i filetti di sgombro su un piatto e sovrapponi le fette di formaggio croccante. Aggiungi pepe nero macinato e erbe aromatiche fresche o secche, se desiderato.
- Servizio: servi come spuntino chetogenico ricco di proteine. Puoi aggiungere una spruzzata di limone o accompagnare con verdure a basso contenuto di carboidrati per un tocco fresco.

Questa ricetta offre una combinazione deliziosa di sgombro ricco di omega-3 e formaggio croccante, perfetta per una dieta chetogenica.

87.Mozzarella di bufala grigliata con pomodori secchi e basilico.

Ingredienti:

- Mozzarella di bufala fresca
- Pomodori secchi sott'olio
- Foglie di basilico fresco
- Olio d'oliva extra vergine
- Sale e pepe nero q.b.

Istruzioni:

- Preparazione degli ingredienti: taglia la mozzarella di bufala a fette spesse. Sciacqua i pomodori secchi sott'olio e tagliali a pezzetti. Prepara le foglie di basilico.

- Grigliatura della mozzarella: scalda una piastra o una padella antiaderente. Posiziona le fette di mozzarella sulla griglia e cuoci per 1-2 minuti su ciascun lato, finché diventano leggermente dorate e morbide.
- Assemblaggio: disponi le fette di mozzarella grigliate su un piatto. Distribuisci i pezzetti di pomodoro secco sopra la mozzarella e aggiungi le foglie di basilico.
- Condimento: spruzza un filo di olio d'oliva extra vergine sulla mozzarella, e aggiusta con sale e pepe nero a piacere.
-
- Servi la mozzarella di bufala grigliata come antipasto chetogenico. Puoi accompagnarla con olive o noci per aggiungere varietà di sapori e texture.

88.Spiedini di carne con verdure grigliate.

Ingredienti:

- Cubetti di carne a scelta (manzo, pollo, maiale)
- Peperoni colorati, tagliati a pezzi
- Zucchine, tagliate a rondelle spesse
- Funghi, puliti e interi
- Olio d'oliva extra vergine
- Sale, pepe nero, e spezie a piacere (paprika, origano, rosmarino)

Istruzioni:

- Preparazione degli Ingredienti: Taglia la carne a cubetti uniformi. Prepara anche le verdure tagliando i peperoni, le zucchine e pulendo i funghi.
- Marinatura della carne: in una ciotola, condisci la carne con olio d'oliva, sale, pepe nero e le spezie scelte. Lascia marinare per almeno 30 minuti per sviluppare i sapori.
- Assemblaggio degli spiedini: infila alternando carne e verdure sugli spiedini in legno o metallo, creando combinazioni di colori e sapori.
- Grigliatura degli spiedini: riscalda la griglia a fuoco medio-alto. Spennella gli spiedini con un po' di olio d'oliva. Griglia gli spiedini per circa 10-15 minuti, girandoli occasionalmente, finché la carne è cotta e le verdure sono tenere e leggermente dorati.

- Servi gli spiedini di carne grigliata su un piatto, condisci con un
  filo di olio d'oliva extra vergine e aggiusta di sale e pepe a piacere.

89.Pho con manzo e germogli di soia.

Ingredienti:

- Fettuccine di zucchine o spaghetti di cetriolo (come sostituto delle
  tradizionali fettuccine di riso)
- Fettine sottili di manzo (controfiletto o lombata)
- Brodo di manzo (preparato in anticipo o utilizzando un brodo senza
  zuccheri aggiunti)
- Anice stellato
- Chiodi di garofano
- Cannella in bastoncino
- Pepe nero in grani
- Germogli di soia
- Basilico fresco
- Coriandolo fresco
- Lime, tagliato in spicchi
- Salsa di pesce (per condire)

Istruzioni:

- Preparazione delle fettuccine di zucchine: utilizza uno
  spiralizzatore per creare fettuccine di zucchine o cetrioli al posto
  delle fettuccine tradizionali.
- Preparazione del brodo:porta a ebollizione il brodo di manzo.
  Aggiungi anice stellato, chiodi di garofano, cannella e pepe nero.
  Lascia bollire a fuoco basso per sviluppare i sapori.
- Cottura della carne: disponi le fettine sottili di manzo in una
  ciotola. Quando il brodo è pronto, versa una parte su ogni porzione
  di carne per cuocerla.
- Assemblaggio della Pho: disponi le fettuccine di zucchine nelle
  ciotole da servizio. Sovrapponi le fettine di manzo sulla zucchina.
  Aggiungi germogli di soia, foglie di basilico e coriandolo fresco.
- Servizio: versa il brodo caldo sulla carne e le verdure. Condisci con
  lime e salsa di pesce a piacere.

90.Souvlaki con gyros di pollo e insalata di cetrioli.

Ingredienti per il gyros di pollo:

- Petto di pollo a strisce
- Yogurt greco intero
- Aglio, tritato
- Succo di limone
- Origano
- Sale e pepe nero

Per l'insalata di cetrioli:

- Cetrioli, affettati sottilmente
- Pomodori ciliegini, tagliati a metà
- Olive nere, snocciolate e tagliate a fette
- Formaggio feta, tagliato a cubetti
- Olive Kalamata
- Origano fresco
- Olio d'oliva extra vergine
- Sale e pepe nero

Istruzioni:

- Marinatura del Gyros di Pollo: in una ciotola, mescola il pollo con yogurt greco, aglio tritato, succo di limone, origano, sale e pepe. Lascia marinare in frigorifero per almeno 30 minuti.
- Cottura del Gyros di Pollo: cuoci il pollo marinato in una padella o sulla griglia fino a quando è completamente cotto e dorato.
- Preparazione dell'Insalata di Cetrioli: in una ciotola grande, unisci cetrioli affettati, pomodori ciliegini, olive nere, formaggio feta a cubetti e olive Kalamata. Condisci con origano fresco, olio d'oliva extra vergine, sale e pepe nero. Mescola delicatamente.
- Assemblaggio del Souvlaki: infila le strisce di pollo grigliato su spiedini. Servi il gyros di pollo su un letto di insalata di cetrioli.
- Servizio: accompagna il tutto con una salsa tzatziki chetogenica e spolvera con origano fresco.
- Servi con una fetta di limone per un tocco di freschezza.

91.Paella di pollo e gamberi con cavolfiore.

Ingredienti per il brodo di pollo:

- 1 petto di pollo
- Gamberi (opzionale)
- 1 cipolla, tagliata a pezzi
- 2 spicchi d'aglio, tritati
- Zafferano in fili o in polvere
- Pepe nero
- Sale
- Prezzemolo fresco

Per la Paella:

- Cavolfiore, tritato finemente
- Peperoni rossi, tagliati a strisce
- Pomodori maturi, tagliati a dadini
- Piselli (opzionale)
- Olio d'oliva extra vergine
- Prezzemolo fresco, tritato
- Limone, tagliato a spicchi
- Sale e pepe nero

Istruzioni:

- Preparazione del brodo di pollo:
    - In una pentola, cuoci il petto di pollo con cipolla, aglio, zafferano, pepe nero, sale e prezzemolo.
    - Aggiungi i gamberi per un tocco di mare (se desiderato).
    - Lascia cuocere il brodo finché il pollo è tenero e i sapori si mescolano bene.
- Cottura della paella:
    - In una paellera o una larga padella, riscalda l'olio d'oliva.
    - Aggiungi il cavolfiore tritato, peperoni rossi, pomodori e piselli. Cuoci finché le verdure sono tenere.
- Assemblaggio e cottura finale:
    - Aggiungi il pollo e i gamberi precedentemente cotti nel brodo alla paella.
    - Incorpora gradualmente il brodo filtrato al cavolfiore e alle verdure.
    - Cuoci a fuoco medio finché il liquido viene assorbito e il cavolfiore diventa tenero.
    - Condisci con sale e pepe nero a piacere.

- Guarnisci con prezzemolo fresco e servi con spicchi di limone.

92.Tacos di lattuga con pollo alla fajita.

Ingredienti per il pollo alla fajita:

- Petto di pollo, tagliato a strisce sottili
- Peperoni colorati, tagliati a strisce
- Cipolla, tagliata a fette sottili
- Mix di spezie per fajita (cumino, paprika, pepe di cayenna, aglio in polvere)
- Olio d'oliva
- Sale e pepe nero

Per i tacos di lattuga:

- Foglie di lattuga (tipo iceberg o lattuga romana)
- Guacamole (preparato in anticipo)
- Pico de gallo (pomodoro, cipolla, coriandolo, lime)
- Formaggio cheddar grattugiato
- Panna acida (opzionale)
- Lime, tagliato in spicchi
- Salsa piccante (opzionale)

Istruzioni:

- In una padella, riscalda l'olio d'oliva. Aggiungi il pollo, i peperoni e la cipolla.
- Spolvera il mix di spezie per fajita sul pollo e le verdure.
- Cuoci fino a quando il pollo è cotto e le verdure sono tenere.
- Assemblaggio dei tacos di lattuga:
  - Prepara le foglie di lattuga come gusci per i tacos.
  - Riempili con il pollo alla fajita cotto.
- Guarnizioni e servizio:
  - Aggiungi guacamole, pico de gallo, formaggio cheddar grattugiato sulla carne.
  - Aggiungi una cucchiaiata di panna acida (se desiderato).
  - Guarnisci con fette di lime e salsa piccante a piacere.

93.Ropa vieja con "arroz" di cavolfiore:

Ingredienti per la Ropa Vieja:

* Manzo stufato o carne di manzo, tagliata a strisce sottili
* Cipolla, tritata
* Peperoni colorati, tagliati a strisce
* Aglio, tritato
* Pomodori maturi, tagliati a dadini
* Passata di pomodoro
* Spezie (cumino, paprika, pepe nero, origano)
* Sale e pepe a piacere
* Olio d'oliva

Per l' "arroz" di cavolfiore:

* Cavolfiore, tritato finemente
* Cipolla, tritata
* Aglio, tritato
* Prezzemolo fresco, tritato
* Olio d'oliva
* Sale e pepe a piacere

Istruzioni:

* Preparazione della Ropa Vieja:
    * In una pentola, rosola la carne di manzo con cipolla, aglio e peperoni fino a quando la carne è dorata.
    * Aggiungi i pomodori, la passata di pomodoro e le spezie. Lascia cuocere a fuoco lento finché la carne è tenera.
* Preparazione dell'arrosto di cavolfiore:
    * In una padella, riscalda l'olio d'oliva e rosola cipolla e aglio.
    * Aggiungi il cavolfiore tritato e cuoci fino a quando diventa tenero.
    * Aggiusta di sale e pepe e aggiungi prezzemolo fresco tritato.
* Servizio:
    * Disponi l'arroz di cavolfiore sul piatto, posiziona la Ropa Vieja sopra e guarnisci con pezzetti di pepe e prezzemolo fresco.

94.Sarmale chetogeniche con cappuccio e carne di maiale.

Ingredienti per le foglie di cavolo:

- Foglie di cavolo cappuccio (scelte in modo che siano grandi e resistenti)
- Acqua bollente per ammorbidire le foglie
- Sale

Per il ripieno:

- Carne di maiale macinata
- Cavolfiore, tritato finemente
- Cipolla, tritata
- Aglio, tritato
- Pomodoro, tritato
- Paprica dolce
- Timo secco
- Sale e pepe nero a piacere

Per la salsa:

- Pomodoro passato
- Brodo di carne senza zuccheri aggiunti
- Paprica dolce
- Sale e pepe nero a piacere

Istruzioni.

- Preparazione delle foglie di cavolo:
    - Immergi le foglie di cavolo in acqua bollente per ammorbidirle.
    - Salale leggermente.
- Preparazione del ripieno:
    - In una padella, rosola la carne di maiale macinata con cipolla e aglio tritati fino a quando la carne è dorata.
    - Aggiungi il cavolfiore tritato, pomodoro, paprica dolce, timo, sale e pepe. Cuoci finché il cavolfiore è tenero.
- Assemblaggio delle sarmale:
    - Posiziona una porzione di ripieno su ogni foglia di cavolo ammorbidita.

- Arrotola le foglie intorno al ripieno per formare i pacchetti (sarmale).
- Preparazione della salsa:
    - In una pentola, mescola il pomodoro passato con il brodo di carne, paprika dolce, sale e pepe. Porta a ebollizione e riduci a fuoco medio.
- Cottura delle sarmale:
    - Posiziona le sarmale nella pentola con la salsa, assicurandoti che siano ben coperte.
    - Cuoci a fuoco lento per circa 40-50 minuti o finché le sarmale sono cotte e la salsa si è ridotta.
- Servizio:
    - Servi le sarmale con salsa sopra e guarnisci con prezzemolo fresco tritato.

95. Bacalhau à brás con cavolfiore.

Ingredienti per il "bacalhau" (baccalà):

- Merluzzo essiccato (baccalà), precedentemente ammollato e disossato
- Cavolfiore, tritato finemente
- Cipolla, tritata
- Aglio, tritato
- Uova, leggermente sbattute
- Prezzemolo fresco, tritato
- Olive nere, snocciolate e tagliate a fette
- Olio d'oliva extra vergine
- Sale e pepe nero a piacere

Istruzioni:

- Preparazione del "Bacalhau":
    - Cuoci il baccalà precedentemente ammollato e disossato. Sbriciolarlo a pezzi.
- Preparazione del cavolfiore:
    - In una padella, riscalda l'olio d'oliva. Aggiungi cipolla e aglio tritati.
    - Aggiungi il cavolfiore tritato e cuoci finché diventa tenero.
- Assemblaggio del Bacalhau à Brás:
    - Aggiungi il bacalhau sbriciolato al cavolfiore nella padella.

- Versa le uova sbattute sulla miscela, mescolando
    continuamente fino a formare una consistenza cremosa.
  - Aggiusta di sale e pepe nero a piacere.
- Finitura e servizio:
  - Aggiungi olive nere a fette e prezzemolo fresco tritato alla
    miscela.
  - Servi il Bacalhau à Brás caldo, guarnendo con ulteriore
    prezzemolo fresco.

Questa versione chetogenica del Bacalhau à Brás offre il caratteristico
sapore portoghese con il merluzzo, il cavolfiore e le uova, creando un piatto
ricco di sapori senza carboidrati aggiunti.

96.Bagel di avocado con salmone affumicato.

Ingredienti per il bagel di avocado:

- Avocado maturo, schiacciato
- Uova
- Formaggio cremoso spalmabile
- Lievito in polvere
- Sale e pepe nero

Per il topping con salmone affumicato:

- Salmone affumicato, a fette sottili
- Cipolla rossa, affettata sottile
- Capperi, sciacquati
- Crescione o rucola
- Limone, tagliato a fette sottili
- Pepe nero macinato

Istruzioni.

- Preparazione del bagel di avocado:
  - In una ciotola, mescola l'avocado schiacciato con le uova,
    il formaggio cremoso spalmabile e il lievito in polvere.
  - Aggiusta di sale e pepe nero secondo i tuoi gusti.
- Cottura del bagel:

- Versa l'impasto in piccoli dischi su una teglia foderata con carta da forno, dando loro la forma di bagel.
  - Cuoci nel forno preriscaldato a 180°C per circa 15-20 minuti o finché diventano dorati.
- Assemblaggio del bagel con salmone affumicato:
  - Una volta raffreddati, spalma il formaggio cremoso su ciascun bagel di avocado.
  - Adagia fette di salmone affumicato sulla crema di formaggio.
  - Guarnisci con cipolla rossa affettata, capperi, crescione o rucola, fette di limone e pepe nero.
- Finitura e servizio:
  - Servi i bagel di avocado con salmone affumicato come un delizioso e chetogenico spuntino o colazione.

97.Zuppa di fontina con funghi porcini e pancetta croccante.

Ingredienti per la zuppa di fontina:

- 200 g di formaggio fontina, tagliato a cubetti
- 500 ml di brodo di carne senza zuccheri aggiunti
- 1 tazza di panna fresca
- 2 cucchiai di burro
- 2 cucchiai di farina di mandorle (come addensante, se necessario)
- Noce moscata, grattugiata
- Sale e pepe nero a piacere

Per i funghi porcini e la pancetta:

- Funghi porcini freschi, tagliati a fette
- Pancetta, tagliata a cubetti
- Aglio, tritato
- Prezzemolo fresco, tritato
- Olio d'oliva extra vergine

Istruzioni:

- Preparazione della zuppa di fontina:
  - In una pentola, sciogli il burro a fuoco medio. Aggiungi la farina di mandorle e mescola per formare un roux leggero.

- Versa il brodo di carne gradualmente, continuando a mescolare per evitare grumi.
- Aggiungi la fontina a cubetti e mescola finché il formaggio si scioglie.
- Aggiungi la panna fresca, noce moscata, sale e pepe. Continua a mescolare fino a ottenere una consistenza cremosa. Aggiungi più brodo se necessario.
- Preparazione dei funghi porcini e della pancetta:
  - In una padella, scaldai l'olio d'oliva. Aggiungi l'aglio tritato e i cubetti di pancetta.
  - Quando la pancetta è croccante, aggiungi i funghi porcini e cuoci fino a quando sono teneri.
  - Aggiusta di sale e pepe e aggiungi prezzemolo fresco tritato.
- Assemblaggio e servizio:
  - Versa la zuppa di fontina nelle ciotole da servizio.
  - Aggiungi una generosa porzione di funghi porcini e pancetta croccante al centro.
  - Guarnisci con un po' di prezzemolo fresco e servi caldo.

Questa zuppa di fontina con funghi porcini e pancetta croccante offre un sapore avvolgente ispirato alla cucina valdostana, perfetto per una giornata invernale e adatta a una dieta chetogenica.

98.Pancakes chetogenici dolci con fragole e panna montata.

Ingredienti:

- 2 uova
- 2 cucchiai di farina di cocco
- 1 cucchiaio di farina di mandorle
- 1 cucchiaino di lievito in polvere senza glutine
- 1 cucchiaino di eritritolo o altro dolcificante chetogenico (a piacere)
- 1/4 di tazza di latte di mandorle o cocco
- 1 cucchiaino di estratto di vaniglia
- Una presa di sale
- Burro o olio di cocco per ungere la padella

Per la guarnizione:

- Fragole fresche, affettate
- Panna montata senza zucchero

Istruzioni.

- Preparazione degli ingredienti:
    - In una ciotola, sbatti le uova.
- Mescolatura dell'impasto:
    - Aggiungi farina di cocco, farina di mandorle, lievito in polvere, eritritolo, latte di mandorle (o cocco), estratto di vaniglia e una presa di sale. Mescola bene fino a ottenere una consistenza omogenea.
- Riscaldamento della padella:
    - Ungi leggermente una padella antiaderente con burro o olio di cocco e riscalda a fuoco medio.
- Cottura dei pancakes:
    - Versa un po' di impasto nella padella riscaldata per formare i pancakes. Cuoci fino a quando compaiono delle bolle sulla superficie, quindi girali e cuoci dall'altro lato finché sono dorati.
- Guarnizione e servizio:
    - Servi i pancakes su un piatto e guarnisci con fragole affettate e panna montata senza zucchero.
- Opzionale:
    - Puoi aggiungere una spolverata di cannella o un filo di sciroppo di monk fruit per un tocco extra di dolcezza.

Questi pancakes chetogenici dolci sono una deliziosa alternativa a quelli tradizionali, offrendo un piacere goloso senza compromettere la tua dieta a basso contenuto di carboidrati.

99.Cacao e avocado mousse chetogenica.

Ingredienti:

- 2 avocado maturi
- 1/4 di tazza di cacao in polvere senza zucchero
- 1/4 di tazza di latte di cocco
- 1/4 di tazza di eritritolo o altro dolcificante chetogenico (a piacere)
- 1 cucchiaino di estratto di vaniglia

- Una presa di sale

Istruzioni.

- Preparazione degli ingredienti:
  - Sbuccia e togli il nocciolo dagli avocado.
- Frullatura:
  - In un frullatore, aggiungi gli avocado, il cacao in polvere, il latte di cocco, l'eritritolo (o dolcificante a scelta), l'estratto di vaniglia e il sale.
  - Frulla tutti gli ingredienti fino a ottenere una consistenza cremosa e liscia.
- Assaggia e regola il dolce:
  - Assaggia la mousse e regola la dolcezza aggiungendo più dolcificante, se necessario.
- Raffreddamento:
  - Trasferisci la mousse in ciotole o bicchieri e lascia raffreddare in frigorifero per almeno un'ora.
- Guarnizione (opzionale):
  - Prima di servire, puoi guarnire con panna montata senza zucchero, scaglie di cioccolato fondente o una spolverata di cacao in polvere.
- Servizio:
  - Servi la mousse di cacao e avocado fredda come dolce chetogenico e sano.

100.Brownies chetogenici al cioccolato e noci.

Ingredienti:

- 1 tazza di mandorle tritate finemente
- 1/2 tazza di cacao in polvere senza zucchero
- 1/2 tazza di eritritolo o altro dolcificante chetogenico (a piacere)
- 1/2 tazza di burro non salato, fuso
- 2 uova
- 1 cucchiaino di estratto di vaniglia
- 1/2 cucchiaino di lievito in polvere senza glutine
- Una presa di sale
- 1/2 tazza di noci tritate (opzionale)

Istruzioni.

- Preparazione degli ingredienti:
  - Preriscalda il forno a 180°C. Fodera una teglia quadrata con carta da forno.
- Mescolatura dell'impasto:
  - In una ciotola, mescola le mandorle tritate, il cacao in polvere e il dolcificante.
- Aggiunta degli ingredienti umidi:
  - Aggiungi il burro fuso, le uova, l'estratto di vaniglia, il lievito in polvere e una presa di sale. Mescola bene fino a ottenere una consistenza liscia.
- Aggiunta delle noci (opzionale):
  - Se desideri, aggiungi le noci tritate all'impasto e mescola.
- Cottura:
  - Versa l'impasto nella teglia preparata e livellalo.
- Cottura in Forno:
  - Cuoci in forno preriscaldato per circa 20-25 minuti o finché uno stuzzicadenti inserito al centro esce leggermente umido.
- Raffreddamento e taglio:
  - Lascia raffreddare completamente i brownies nella teglia, quindi tagliali in quadrati.
- Servizio:
  - Servi i brownies chetogenici con una spolverata di cacao in polvere o accompagnati da panna montata senza zucchero.

Questi brownies chetogenici sono ricchi di cioccolato e noci, soddisfano il desiderio di dolce senza l'aggiunta di zuccheri e carboidrati.

101.Panna cotta chetogenica con salsa di lamponi.

Ingredienti.

Per la panna cotta:

- 2 tazze di panna fresca
- 1/2 tazza di latte di cocco senza zuccheri aggiunti
- 1/4 di tazza di eritritolo o altro dolcificante chetogenico (a piacere)
- 1 cucchiaino di estratto di vaniglia
- 2 fogli di gelatina o 2 cucchiaini di gelatina in polvere (preparati seguendo le istruzioni sulla confezione)

Per la salsa di lamponi:

- 1 tazza di lamponi freschi o surgelati
- 1-2 cucchiai di eritritolo o altro dolcificante chetogenico (a piacere)
- Succo di limone (facoltativo)

Istruzioni.

- Preparazione della panna cotta:
    - In una pentola, scalda la panna, il latte di cocco e l'eritritolo a fuoco medio-basso. Non far bollire.
    - Aggiungi l'estratto di vaniglia e mescola bene.
    - Se stai usando fogli di gelatina, ammollali in acqua fredda per 5 minuti, strizzali e aggiungili alla miscela di panna calda finché si dissolvono completamente. Se usi gelatina in polvere, aggiungila direttamente alla miscela calda.
- Versamento e raffreddamento:
    - Versa la miscela di panna cotta in stampini o bicchieri da dessert. Lascia raffreddare a temperatura ambiente e poi metti in frigorifero per almeno 4 ore o fino a quando è solidificata.
- Preparazione della salsa di lamponi:
    - In una piccola pentola, cuoci i lamponi con l'eritritolo a fuoco medio-basso, schiacciandoli leggermente con una spatola.
    - Aggiungi succo di limone se desiderato e cuoci finché la salsa si addensa.
- Servizio:
    - Sformare la panna cotta sui piatti da dessert e versare la salsa di lamponi sopra prima di servire.

102.Biscotti chetogenici al burro di mandorle e cioccolato fondente (12-15 biscotti).

Ingredienti:

- 1 tazza di burro di mandorle
- 1/4 di tazza di eritritolo o altro dolcificante chetogenico (a piacere)
- 1 uovo
- 1 cucchiaino di estratto di vaniglia

- Una presa di sale
- 1/2 tazza di cioccolato fondente senza zucchero, tagliato a pezzetti

Istruzioni:

- Preparazione degli ingredienti:
    - Preriscalda il forno a 180°C. Fodera una teglia con carta da forno.
- Mescolatura dell'impasto:
    - In una ciotola, mescola il burro di mandorle, l'eritritolo, l'uovo, l'estratto di vaniglia e una presa di sale fino a ottenere un impasto omogeneo.
- Aggiunta del cioccolato fondente:
    - Aggiungi i pezzetti di cioccolato fondente all'impasto e mescola bene per distribuirli uniformemente.
- Formazione dei biscotti:
    - Con le mani leggermente umide, forma piccole palline di impasto e posizionale sulla teglia preparata. Schiaccia leggermente ogni pallina con i polpastrelli.
- Cottura in forno:
    - Cuoci in forno preriscaldato per circa 10-12 minuti o finché i bordi dei biscotti diventano dorati.
- Raffreddamento:
    - Lascia raffreddare i biscotti sulla teglia per alcuni minuti prima di trasferirli su una griglia per raffreddare completamente.
- Servizio:
    - Una volta raffreddati, i biscotti sono pronti per essere gustati. Conservali in un contenitore ermetico.

Questi biscotti chetogenici al burro di mandorle e cioccolato fondente sono ricchi di sapore e texture, offrendo una golosità senza zuccheri aggiunti e adatti a una dieta chetogenica.
Dieci ricette con ingredienti e istruzioni per torte chetogeniche.

TORTE CHETOGENICHE FACILI E VELOCI.

103.Torta al cioccolato keto.

Dosi: 2 tazze di farina di mandorle, 1/2 tazza di cacao, 4 uova, 1 tazza di burro, dolcificante keto a piacere.
Cottura: 180°C per circa 25-30 minuti.
Istruzioni: mescola gli ingredienti, versa in una teglia e cuoci.

104.Cheesecake keto alla fragola.

Dosi: 2 tazze di ricotta, 1 tazza di formaggio cremoso, 1/2 tazza di fragole, dolcificante keto a piacere, 1 tazza di mandorle tritate per la base.
Istruzioni: mescola formaggi e dolcificante, aggiungi fragole, versa su base di mandorle.
Cottura: 160°C per circa 40-45 minuti.

105.Torta di noci e cannella.

Dosi: 2 tazze di noci tritate, 1 cucchiaio di cannella, 4 uova, 1 tazza di burro, dolcificante keto a piacere.
Istruzioni: mescolate il tutto iniziando dalle uova.
Cottura: 170°C per circa 30-35 minuti.

106.Torta allo yogurt greco e limone.

Dosi: 2 tazze di yogurt greco, succo e scorza di 1 limone, 4 uova, dolcificante keto a piacere.
Istruzioni: mescola, versa in una teglia e cuoci fino a doratura.
Cottura: 160°C per circa 35-40 minuti.

107.Tiramisù chetogenico.

Dosi: 2 tazze di mascarpone, 3 uova, caffè, dolcificante keto a piacere, cacao senza zucchero per la finitura.

Istruzioni: alternare strati di crema e savoiardi in una teglia.
Cottura: nessuna, refrigerare per almeno 4 ore.

108.Torta di zucca e noci.

Dosi: 2 tazze di purea di zucca, 1 tazza di noci tritate, 4 uova, dolcificante keto a piacere.
Istruzioni: mescola gli ingredienti, cuoci in una teglia.
Cottura: 180°C per circa 40-45 minuti.

109.Torta di ricotta e vaniglia.

Dosi: 2 tazze di ricotta, vaniglia a piacere, 4 uova, dolcificante keto a piacere.
Istruzioni: mescola gli ingredienti, versa in una teglia e cuoci.
Cottura: 170°C per circa 30-35 minuti.

110.Torta al limone e mandorle.

Dosi: 2 tazze di farina di mandorle, succo e scorza di 2 limoni, 4 uova, dolcificante keto a piacere.
Istruzioni: mescola, versa nella teglia e cuoci.
Cottura: 160°C per circa 25-30 minuti.

111.Torta alle fragole e crema.

Dosi: 1 tazza di fragole, 2 tazze di panna montata, 4 uova, dolcificante keto a piacere.
Istruzioni: monta gli ingredienti, aggiungi le fragole e cuoci.
Cottura: 160°C per circa 30-35 minuti.

112.Torta al cocco e cioccolato bianco.

Dosi: 2 tazze di farina di cocco, 1 tazza di cioccolato bianco senza zucchero, 4 uova, dolcificante keto a piacere.
Istruzioni: mescola e cuoci, poi guarnisci con cioccolato bianco fuso.
Cottura: 180°C per circa 25-30 minuti.

Conclusioni.

Siamo giunti alla fine di questo libro dedicato a tutti quelli che vogliono approcciarsi a una dieta chetogenica e portarla sulle proprie tavole. Abbiamo cercato di fornire linee guida, suggerimenti e ricette su cosa sia la dieta chetogenica, i suoi pro e contro, nonché sull'organizzazione e la preparazione dei pasti, lasciandovi ispirare da 110 deliziose ricette, salate e dolci, a basso contenuto di carboidrati ma estremamente nutrienti e gustose. Seguire una dieta chetogenica non deve essere una rinuncia ma un invito a perseguire un determinato stile di vita senza sacrificare la soddisfazione culinaria.